高职高专药学类专业实训教材

药物分析综合实训

主　编　郏枝花　赵克霞

副主编　周月乔　丁彩娟　王　蓉

U0380179

东南大学出版社
SOUTHEAST UNIVERSITY PRESS

·南京·

图书在版编目(CIP)数据

药物分析综合实训 / 郏枝花,赵克霞主编. — 南京:
东南大学出版社,2021.10
  ISBN 978-7-5641-9751-3

  Ⅰ. ①药… Ⅱ. ①郏… ②赵… Ⅲ. ①药物分析-教
材 Ⅳ. ①R917

  中国版本图书馆 CIP 数据核字(2021)第 214815 号

药物分析综合实训

主　　编	郏枝花　赵克霞	
出版发行	东南大学出版社	
责任编辑	胡中正	
社　　址	南京市四牌楼 2 号	
邮　　编	210096	
经　　销	江苏省新华书店	
印　　刷	常州市武进第三印刷有限公司	
开　　本	787 mm×1 092 mm　1/16	
印　　张	19.5	
字　　数	415 千字	
版印次	2021 年 10 月第 1 版　2021 年 10 月第 1 次印刷	
书　　号	ISBN 978-7-5641-9751-3	
定　　价	49.00 元	

＊ 本社图书若有印装质量问题,请直接与营销部联系,电话:025—83791830。

《药物分析综合实训》编委会

主　编　邾枝花　赵克霞

副主编　周月乔　丁彩娟　王　蓉

编　者（按姓氏笔画排序）

丁彩娟（铜陵职业技术学院）

王　蓉（亳州职业技术学院）

朱礼根（安徽贝克生物制药有限公司）

李　翔（安徽省食品药品检验研究院）

周月乔（安徽医学高等专科学校）

周子微（皖西卫生职业学院附属医院）

邾枝花（安徽医学高等专科学校）

赵克霞（皖西卫生职业学院）

黄　平（安徽医学高等专科学校）

程梅梅（皖西卫生职业学院）

戴根来（合肥久诺医药科技有限公司）

前　言

　　《药物分析》是一门实践性很强的方法学科,对于药学类专业的学生来说,不仅要掌握药物分析的基本理论、基本知识,还要有扎实的操作技能和实事求是的科学态度,才能为今后从事药品质量分析工作打下良好的基础,为保证人民用药安全、有效作出贡献。为了更好地培养学生实践操作能力,掌握药物分析基本理论与知识,我们编写了《药物分析综合实训》教材。

　　《药物分析综合实训》实施项目式教学,使学生进一步理解药物分析基本理论,熟悉药物分析检验的基本原理、技术、技能,强调实训操作的科学性、准确性、规范性。在实训过程中培养学生对药品质量检验工作的严肃态度,严格要求,严密的工作方法和实事求是的工作作风。通过实训逐步培养学生具备能够客观地对药品质量进行观察、比较、分析和综合的能力,以及提出问题、独立思考、解决实际问题的能力,提高学生的综合素质。

　　本教材为校企合作开发教材,以"企业岗位(群)任职要求、职业标准、工作过程或产品"为教材主体内容,按照"以学生为中心、学习成果为导向、促进自主学习"思路进行教材开发设计,将"以德树人、课程思政"有机融合到教材中,提供丰富、适用和引领创新作用的多种类型立体化、信息化课程资源,实现教材多功能作用,并构建深度学习的管理体系。

　　教材内容选取检验方法具有代表性的典型药物,结合校企合作企业生产的药品品种作为典型代表,以项目为导向,以学生为中心,按照新版《中国药典》标准分别对各种药物进行全面质量检验,并逐项进行任务分解。教材可根据各校实际情况,选择适宜项目。

　　《药物分析综合实训》适合做药学、药品经营与管理、药品质量与安全等药学类专业的实训教学。由于经验不足,水平有限,书中如有错误和疏漏请批评指正。

编者

2021 年 6 月

目录

项目一　实验室安全知识与药品检验基础知识

近年来，高校实验室安全事故时有发生，造成人员伤亡，冲击人民群众和广大师生的安全感。高校实验室是教学、科研的重要基地，由于实验室中不乏易爆、易燃、辐射、腐蚀、剧毒等危险品，在血的教训面前，我国多数高校都已经建立起相应的实验室安全管理体系，包括实施实验室安全责任人制度、对学生进行定期安全培训、常态化排查和抽查安全设施、安全管理人员培训等。因此，实验室安全管理是高等学校实验室建设与管理不可或缺的重要组成部分，关系到学校实验教学和科学研究能否顺利进行，国家财产能否免受损失，师生员工的人身安全能否得到保障，对高校乃至整个社会的安全和稳定都至关重要。

任务一　实验室安全知识

一、实验室守则

1. 所有实验室的检验人员必须严格遵守实验室守则。

2. 实验室必须保持清洁、安静和良好的工作秩序。

3. 外来人员不得随意进入受控实验室。外来人员参观需经领导批准，由专人陪同。

4. 进入实验室应按要求更换衣、鞋，穿白大衣。

5. 严禁在实验室存放个人物品、会客、饮食、吸烟、大声喧哗或从事与实验无关的其他活动。

6. 大型精密仪器要按化验员授权范围合理使用。

7. 要严格按照检验标准及方法开展检验工作，确保实验数据的科学性、准确性。

8. 标准物质、菌种及剧毒试剂的配制和使用要有记录。对需特殊管理的毒、麻、限、剧试剂，要严格执行相关的使用规定。

9. 实验室内不得存放大量易燃、易爆、易挥发和剧毒物品。

10. 实验结束后，应及时清理实验仪器、设备、试剂等，将强腐蚀性溶剂及有机溶媒进行妥善处理，毒性试剂及实验残液应做减毒处理。

11. 做好安全"四防"工作。离开实验室前应做好四项检查，即检查电源是否断电，检查气源是否关闭，检查水源是否拧紧关闭，检查门窗是否关好。如仪器设备需要连续工作，离开实验室前应为其连续工作做好一切准备。

二、实验室安全与防护

遵守实验室安全规则，以防止实验事故的发生。事故发生会造成实验室人员的伤亡、设备损毁，甚至使家庭、学校及社会蒙受重大损失。

1. 危险化学试剂防护　实验用的剧毒物品如砷化物、氰化物等，应由单位库房统一管理；易制毒试剂如三氯甲烷、硫酸等在实验室内保管时，应有双人双锁，专人管理。领用剧毒物品准备实验时，领用人必须详细写明用途、领取数量，并经实验管理负责人签字同意后，方可领取。实验结束后，剧毒物品如有剩余，应当及时退还给库房管理。在实验中必须使用有毒物品时应事先了解其性质及危害,做到安全使用。使用挥发性强及易产生有刺激性、腐蚀性、有毒气体的试剂的实验应在通风柜内进行操作,并尽可能密闭。

2. 防火、防水、防爆　实验室内电源导线的容量应符合用电设备要求,如发生超负荷使用,应及时拆下过多的用电设备或根据需要改造线路及容量,以防止超负荷引起火灾。所有设备在使用前必须进行安全检查。严格执行电气设备使用规程,定期维护、保养,需要用水的电气设备应防止水流入导线及设备内部而导致短路。有人触电时,应立即断电,用绝缘体将导线与人体分离。上、下水及冷却水使用过程中,应随时检查水道和排水管路是否畅通,输水管必须使用橡胶管,不得使用乳胶管。使用易燃、易爆物质时,要严格遵守操作规程,定期检查,防止自燃或其他意外事故;实验人员必须事先熟悉其特性,防止发生意外,发生意外时应做到及时处理。使用氢气、乙炔气等易燃、易爆气体进行实验的实验室必须符合有关要求,通风良好,钢瓶管路必须密闭,使用前需进行试漏检查,以防气体泄漏而发生意外。实验室使用的压缩气体钢瓶应保持最少的数量。钢瓶必须牢牢固定,以免被碰倒而发生意外,绝不能在靠近暖气、直接日晒等温度可能急剧升高的地方使用。钢瓶用压力表必须经检定合格后使用,搬运压缩气体钢瓶时必须要小心,注意轻拿轻放。

3. 人员防护　实验人员在上岗前须进行实验室安全常识培训,熟悉安全实验操作。对实验人员要有相应的安全保护穿戴,根据实验需要配备护目镜、耐酸碱手套及防护面罩、口罩等。理化实验台附近应配备应急用洗眼器及喷淋装置。

4. 消防安全　实验室内及过道等处应常备合格期内的消防器材。针对不同消防要求,分别配备干粉灭火器、泡沫灭火器及二氧化碳灭火器。一般非危险品着火可用通常的灭火方法;危险品着火时,应根据其理化特性采取不同的灭火方法,否则不仅起不到灭火的作用,反而会造成更大的火灾及人身伤害事故。

5. 实验室水电安全　实验室安全负责人应定期检查本实验室的安全工作,保证各项安全规章制度的贯彻执行。实验人员在工作完毕离开实验室时,要切实做到断电、断水、关闭门窗。凡遇节假日,均应进行一次全面安全检查并填写检查记录。

三、实验室废弃物处理

1. 为加强实验室危险废弃物的处置管理,防止环境污染,实现实验室危险废弃物处置管理的制度化、规范化,实验室应设有废弃物存放室,并有废弃物管理制度、危险化学品及危险废弃物意外事故防范措施和应急预案。

2. 实验室废弃物处置包括收集、暂存、转移及处理等环节。产生废弃物的实验室应按废弃物类别配备相应的收集容器,容器不能有破损或其他可能引起废弃物泄漏的隐患。废弃物收集容器应粘贴危险废弃物标签,明显标示废弃物名称、主要成分及性质,并保持清晰可见。

3. 实验室废弃物应各自投放在相应的收集容器中,严禁将实验室危险废弃物与生活垃圾混放,避免日晒、雨淋,远离火源。

4. 相关部门应定期收取实验室危险废弃物,并负责转运到指定暂存处暂存,提供名称、性质及数量等相关信息,填写实验室危险废弃物转移记录单,办理签字手续,并委托有资质的公司及单位转移及处理实验室废弃物。

5. 毒性试剂、试液使用后一般要做减毒处理。

任务二 药品检验基础知识

一、检验原始记录与检验报告书的书写要求

1. **检验原始记录的书写要求** 检验原始记录是出具检验报告书的依据,是进行科学研究和技术总结的原始资料。为保证药品检验工作的科学性和规范化,检验原始记录书写必须符合以下要求:

(1)检验人员在检验前,应注意检品标签与检验原始记录的所填内容是否相符。

(2)检验原始记录要原始,要如实记录检验过程中的数据及现象,要现场随时记录,不能事后补记或转抄。如果发现记录有误,可用单线划去,保持原有的字迹可辨,在其上方写上正确的内容,并在修改处签名或盖章,不得擦抹涂改。检验或实验结果(包括必要的复试),无论成败,均应详细记录、保存。对废弃的数据或失败的实验,应及时分析其可能的原因,并在原始记录上注明。

(3)检验原始记录应采用统一印制的活页记录纸和各类专用检验记录表格,并用蓝黑墨水笔或碳素笔书写。凡用微机打印的数据与图谱,应剪贴于原始记录上的适宜处,并有操作者签名;如果是用热敏纸打印的数据,为防止日久褪色难以识别,应用蓝黑墨水笔或碳素笔将主要数据记录于记录纸上。

(4)原始记录中的检验项目一般要按照质量标准依次列出,如性状、鉴别、检查、含量测定,并要记录以下信息:① 实验条件:实验要求的环境条件及温、湿度;使用仪器的名称、型号及编号;使用对照品、对照药材及菌株的名称、批号、产地、纯度;大型仪器的使用设定参数(如高效液相色谱的流速、流动相组成及配比、柱温、检测器类型、检测波长等)。② 操作方法:包括实验依据、具体操作方法及注意事项等。③ 标准规定:依据质量标准的要求填写。④ 实验结果:记录实验数据、图谱、反应现象等。⑤ 结论:是否符合标准规定。

2. **检验报告书的书写要求** 检验报告书是对药品质量做出技术鉴定的技术文件,要求做到依据准确、数据无误、结论明确、文字简洁、书写清晰、格式规范。

(1)封面和表头的基本信息:体现检验机构认证或认可标志(没有通过实验室资质认定的化验室无此标识)、检验机构、检验报告书编号、检品名称、检验目的、供样单位或部门等要素。检品名称应按样品包装实样上的通用名称填写。

（2）检品编号：样品的唯一性标识，供样单位或部门应按单位部门名称填写，批号应按样品包装实样上的批号填写。

（3）检验目的：根据委托方提供的资料及实际情况填写，剂型应按包装实样填写，检验项目应由委托人（或单位、部门）按照标准或约定检验项目的内容而定。

（4）检验标准：样品检验所需的质量标准。

（5）检验报告书结果栏格式：即检验项目、标准规定、检验结果 3 列。

二、样品的采集、制备与保存

1. 样品的采集（取样）

（1）取样原则：取样是指从批量物料中抽取能够代表物料特性的样品或平均试样。取样时应考虑取样的科学性、真实性和代表性，均匀物品可以在每批物料的任意部位取样，非均匀物品一般按随机原则抽取。

（2）取样数量：取样时，首先要确定取样单元及数量，即在一批样品中确定从哪些独立包装中进行取样。取样单元数量的确定应按如下方式进行：若取样样品总数为 n，则当 $n \leqslant 3$ 时，每件取样；当 $3 < n \leqslant 300$ 时，从 $\sqrt{n} + 1$ 件中随机取样；当 $n > 300$ 时，从 $\frac{\sqrt{n}}{2} + 1$ 件中随机取样。抽取的样品总量一般不得少于检验用量的 3 倍，其中的 1/3 用于检验，1/3 用于复核，1/3 用于留样。

（3）取样方法：取样要留有痕迹，取样证、合格证、物料入库时间、取样时间、发放合格证时间应符合逻辑。不能一点取样，应在不同部位分别取样。一般情况下所取样品不得放回原容器中。具体如下：

① 一般原辅料取样：若一次接收的同一批号的原辅料是均匀的，则可以从此批原辅料的任意部分进行取样。若原辅料不具有物理均匀性，则需要使用特殊的方法取出有代表性的样品或恢复原辅料的均匀性后再取样。例如，分层液体可以通过搅拌解决均匀性问题。

② 无菌物料的取样：取样过程应严格遵循无菌操作的要求，在对供应商充分评估的基础上，可要求供应商在分装时每件留取适量样品，置于与物料包装材质相同的小容器中，标示清楚，并置于同一外包装中，方便物料接收方进行定性鉴别，以减少物料污染的风险。

③ 中药材、中药饮片的取样：取样人应经过中药材鉴定培训，以便在取样时能够发现可能存在的质量问题。药材的取样应按照《中国药典》（2020 年版）四部附录中"药材取样法"的要求进行，在取样时应充分考虑中药材的不均一性。

④ 工艺用水取样：操作应与正常生产操作一致，取样后应及时进行检验，以防止样品质量发生变化。建立微生物指标检测及理化项目检测的取样规程；内包材取样应考虑样品的

污染；中间产品的取样应能够及时、准确地反映生产情况；在线取样时应充分考虑工艺和设备对样品的影响，选择相应的生产时段和取样位置进行取样操作。

⑤ 成品的取样：应考虑到生产过程中的偏差和风险。放射性药品的取样可根据产品的实际情况进行操作，并采取相应的防护措施。

（4）取样记录：应根据样品的特性制定取样操作规程，内容包括取样方法、器具、样品量、分样方法、样品容器标识、注意事项、储存条件、取样器具的清洁方法、剩余物料的包装方式等。取样操作规程要具有可操作性。取样要有记录。取样记录应包括品名、批号、规格、总量、取样量、取样编号、分样量、取样地点、取样人、取样日期等内容。

（5）取样工具：应选择各种移液管、小杯、长勺、漏斗、刮铲等适合取样的工具，材质应选用惰性材料（包括聚丙烯和不锈钢类器具），避免使用玻璃制品。应通过做取样工具清洁操作的适用性验证以证明其有效性。取样人员应为质量保证、质量控制（QA/QC）或者经过培训合格的委托人，取样时应穿相应的防护服，防止污染物料及物料对取样人员的伤害。

2. 样品的制备　分析样品的制备方法主要由分析目的、选用的分析方法以及被分析药物的结构与性质决定。样品制备的常用方法有直接溶解法、提取分离法、萃取与浓缩法、化学分解法及有机破坏法等。

（1）直接溶解法：是指将样品直接溶解于适当的溶剂中，制成溶液供分析用的方法。常用的溶剂有水、甲醇或乙醇、冰醋酸或醋酐、盐酸或氢氧化钠溶液等。

（2）提取分离法：是指用与水适当混溶的极性有机溶剂将被测物质与样品基质分离的方法。本法主要适用于复杂的分析样品的制备，如栓剂等辅料干扰严重的化学药物制剂以及中药材及其简单制剂分析时的样品制备。常用的提取分离方法有超声提取法、溶剂提取法、加热回流法、索氏提取法或水蒸气蒸馏法等。

（3）萃取与浓缩法：是指利用适当的有机溶剂，选择性地将被测物质与样品基质分离，从而进行样品纯化与浓集的方法。本法主要适用于复杂基质中微量或痕量物质分析时的样品制备，如中药复方制剂或生物样品分析时的样品制备。

（4）化学分解法：是指将药物的有机结构经适当的化学反应而发生部分降解，生成具有特征反应的官能团或特征元素离子的方法。本法适用于分子结构无特征反应，但具有潜在特征基团或含金属及卤素等药物的分析样品的制备。例如，具有潜在芳伯氨基的药物水解后生成的芳伯氨基，可与亚硝酸钠定量发生重氮化反应。

（5）有机破坏法：是指将药物的有机结构经高温氧化分解为二氧化碳与水，而有机结合的特征元素原子则转化为可溶性无机物的方法。本法适用于含金属的药物以及含结合牢固的卤素、氮等元素的有机药物的分析。例如氧瓶燃烧法用于含卤素或硫元素的有机药物定量分析的样品制备，凯氏定氮法用于含氮有机药物的样品制备。

3. 样品的保存　实验室应设有样品贮存的区域和相应的设备。样品的贮存条件应与相应的物料、产品的贮存条件一致。样品应分类存放,账物相符。为防止混淆误用,样品应附有状态标记。凡检验后的样品,必须按批留样。保存样品时应贴好标签,写清品名、批号、日期,并根据药品本身的性质特点,分别在不同贮存条件下保存。一般成品留样的保存期限至药品有效期后1年,未规定药品有效期的药品至少保存3年;进厂原料和中间体留样的保存期限为3个月。保存期满的样品需有专人负责接收、登记并管理。样品要有序地放置,环境条件与样品的贮存条件要求相符,以防止使用及交付前受损变质。应详细了解样品的性质,采取相应措施,按要求存放样品,且存放时间不宜过长。例如,存放时应区分有毒、无毒样品,以及高活性和低活性物质;成品留样应按照最终市售包装形式;原料药的留样如无法采用市售包装形式,可采用模拟包装;辅料、原料、产品及包装材料均需要留样。

三、有效数字和数值的修约及运算

有效数字是指在检验工作中所能得到的有实际意义的数值,由可靠数字和最后一位不确定数字组成。最后一位数字的欠准程度通常只能上下相差1个单位。

1. 有效数字的定位

有效数字的定位(数位)是指确定欠准数字的位置。这个位置确定后,其后面的数字均为无效数字。欠准数字的位置可以是十进位的任何数位,用 10^n 来表示。n 可以是正整数,如 $n=1$,$10^1=10$(十数位);$n=2$,$10^2=100$(百数位),等等。n 也可以是负数,如 $n=-1$,$10^{-1}=0.1$(十分位);$n=-2$,$10^{-2}=0.01$(百分位),等等。

(1) 在没有小数位且以若干个零结尾的数值中,有效位数是指从非零数字最左一位向右数得到的位数减去无效零(即仅为定位用的零)的个数。例如,若35 000中有两个无效零,则为三位有效位数,应写作 350×10^2 或 3.50×10^4;若有三个无效零,则为两位有效位数,应写作 35×10^3 或 3.5×10^4。

(2) 在其他十进位数中,有效数字是指从非零数字最左一位向右数而得到的位数。例如,3.2,0.32,0.032和0.003 2均为两位有效位数,0.320为三位有效位数,10.00为四位有效位数,12.490为五位有效位数。

(3) 非连续型数值(如个数、分数、倍数)是没有欠准数字的,其有效位数可视为无限多位,例如分子式"H_2SO_4"中的"2"和"4"是个数。常数 π、e和系数 $\sqrt{2}$ 等数值的有效位数也可视为是无限多位。含量测定项下的"每1 ml的××××滴定液(0.1 mol/L)"中的"0.1"为名义浓度,规格项下的"0.3 g"或"1 ml:25 mg"中的"0.3""1"和"25"为标示量,其有效位数也均为无限多位。在计算中,其有效位数应根据其他数值的最少有效位数而定。

(4) pH等对数值的有效位数是由其小数点后的位数决定的,其整数部分只表明其真数的乘方次数。如 pH$=11.26$($[H^+]=5.5\times10^{-12}$ mol/L),其有效位数只有两位。

(5)有效数字的首位数字为 8 或 9 时,其有效位数可以多计一位。例如,85% 与 115% 都可以看成是三位有效位数,99.0% 和 101.0% 都可以看成是四位有效数字。

2. **数值修约及进舍规则**

(1)数值修约

数值修约是指对拟修约数值中超出需要保留位数时的舍弃,根据舍弃数来保留最后一位数或最后几位数。修约间隔是确定修约保留位数的一种方式,修约间隔的数值一经确定,修约值即应为该数值的整数倍。例如,指定修约间隔为 0.1,修约值即应在 0.1 的整数倍中选取,也就是说,将数值修约到小数点后一位。指定修约间隔为 10^{-n}(n 为正整数),或指明将数值修约到小数点后 n 位。指定修约间隔为 10^n(n 为正整数),或指明将数值修约到 10^n 数位,或指明将数值修约到"十""百""千"等数位。

(2)进舍规则

① 拟舍弃数字的最左一位数字小于 5 时,则舍去,即保留的各位数字不变。

② 拟舍弃数字的最左一位数字大于或等于 5,而其后跟有并非全部为 0 的数字时,则进一,即保留的末位数字加 1。

③ 拟舍弃数字的最左一位数字为 5,而其右方无数字或均为 0 时,若保留的末位数为奇数(1,3,5,7,9)则进一,为偶数(2,4,6,8,0)则舍弃。

④ 在相对标准偏差(RSD)与平均偏差(RD)中,采用"只进不舍"的原则,如 0.163%、0.52% 宜分别修约为 0.17%、0.6%。

⑤ 对拟修约数字应在确定修约位数后一次修约获得结果,而不得多次按前面的规则连续修约。进舍规则可归纳成口诀:四舍六入五考虑,五后非零则进一,五后全零看五前,五前偶舍奇进一,不论数字多少位,都要一次修约成。

(3)运算规则

① 许多数值相加减时,所得和或差的绝对误差必然较任何一个数值的绝对误差要大,因此相加减时应以各个数值中绝对误差最大(即欠准数字的数位最大)的数值为准,以确定其他数值在运算中保留的数位并决定计算结果的有效数位。

② 许多数值相乘除时,所得积或商的相对误差必然较任何一个数值的相对误差要大。因此相乘除时应以各个数值中相对误差最大(即有效位数最少)的数值为准,确定其他数值在运算中保留的数位并决定计算结果的有效数位。

③ 在运算过程中,为减少舍入误差,对其他数值修约时可以暂时多保留一位,等运算得到结果时,再根据有效位数弃去多余的数字。

四、《中国药典》及其查阅方法简介

1.《中华人民共和国药典》简介

《中华人民共和国药典》(简称《中国药典》),是中国药品检验的最根本法典,是药品检验必须遵循的基本原则。中华人民共和国成立以来,先后颁布了 11 版《中国药典》。新版《中国药典》一经颁布实施,其同品种的上版标准或原国家标准即同时停止使用。《中国药典》一般每 5 年修订一次。《中国药典》(2020 年版)一部收载药材和饮片、植物油脂和提取物、成方制剂和单味制剂等,品种共计 2 711 种;二部收载化学药品、抗生素、生化药品以及放射性药品等,品种共计 2 712 种;三部收载生物制品 153 种;四部收载通用技术要求 361 个(制剂通则 38 个、检测方法及其他通则 281 个、指导原则 42 个)和药用辅料收载 335 种。

2.《中国药典》查阅方法

(1) 药材和饮片名称包括中文名、汉语拼音及拉丁名。其中,药材和饮片拉丁名排序为属名或属名加种加词在先,药用部位在后;植物油脂和提取物、成方制剂以及单味制剂的名称不设拉丁名。正文中未列饮片和炮制项的,其名称与药材名相同,该正文同为药材和饮片标准;正文中饮片炮制项为净制、切制的,其饮片名称或相关项目亦与药材相同。

2. 化学药品正文收载的药品中文名称通常按照《中国药品通用名称》收载的名称及其命名原则命名。《中国药典》收载的药品中文名称均为法定名称;原料药英文名除另有规定外,均采用国际非专利药名(International Nonproprietary Names,INN);有机药物的化学名称根据中国化学会编撰的《有机化学命名原则》进行命名,母体的选定与国际纯粹与应用化学联合会(International Union of Pure and Applied Chemistry,IUPAC)的命名系统一致;药品化学结构式按照世界卫生组织(World Health Organization,WHO)推荐的"药品化学结构式书写指南"书写。

(3) 正文按药品中文名称的笔画顺序排列。同笔画数的字按起笔笔形"一""丨""丿""丶""乛"的顺序排列;通则包括制剂通则、通用检测方法和指导原则,按分类编码;索引分为按汉语拼音顺序排序的中文索引以及英文名与中文名对照的索引。法定检验标准中通用名词的解释及要求均可在《中国药典》的凡例中"项目与要求""标准品与对照品""检验方法和限度""计量""精确度""试药、试液、指示剂""动物试验"中查到。

3. 举例说明

(1) "对乙酰氨基酚片"质量标准查询:在《中国药典》二部中查"对"五画,对应《中国药典》中品名目次五画项,找到"对乙酰氨基酚片"在第 386 页;标准中的鉴别项中有"乙醇",在凡例"计量"中查询可知为 95% 乙醇;在凡例"精确度"中查询"精密称定",可知"系指称取重量应准确至所取重量的千分之一";检查项中"溶出度"的操作方法在《中国药典》四部的通则中查询,即 0931 项。

(2)"对氨基水杨酸钠"含量上限值查询:在凡例"检验方法和限度"中查询,如未规定上限时,系指不超过 101.0%。

(3)《中国药典》一部中"人参"含量测定中"过四号筛"的具体要求:查询凡例中的"计量"。

(4)药用辅料"乙酸乙酯"的质量标准查询:按品种首字笔画在《中国药典》四部"药用辅料品名目次"中查询。

(王 蓉)

项目二　药物分析基本操作技能实训

　　药品关系到人民的身体健康和生命安全,对人们预防与治疗疾病起着至关重要的作用,所以对于药品的用法用量与功能主治方面要保证其准确性,这就对药品的检验操作提出了非常大的挑战。通过科学的药品检验技术,能够有效地避免不合规定的药品流入市场对人们的身心健康产生极大的威胁,而规范地进行药品检验操作更是对药品的质量检测提供了更加可靠的保证,因此我们在实训操作中更应注意严格按照药品检验的操作规范进行。

任务一　预习

一、常用玻璃器皿的洗涤

药物分析使用的玻璃器皿应洁净、透明,内、外壁应能被水均匀润湿而无小水珠。玻璃器皿的洗涤通常需经过洗液浸洗、自来水冲洗和蒸馏水涮洗3个步骤,当用滴定管、移液管和吸量管等精密刻度器皿取用准确浓度的溶液时,还需先用所取用的溶液润洗。一般地,玻璃器皿定量的准确性不同,洗涤的方法也有所区别。在标准操作规范中列出的非精密刻度玻璃器皿的洗涤方法适用于烧杯、三角瓶、量筒、离心管等器皿的洗涤,精密刻度玻璃器皿的洗涤方法适用于滴定管、移液管、吸量管和容量瓶等器皿的洗涤。对于重垢器皿或不宜用毛刷刷洗的器皿,洗涤时需用洗液浸泡或涮洗。

1. 常用洗液及配制方法

(1) 铬酸洗液(重铬酸钾的硫酸溶液):主要用于洗涤被无机物沾污的器皿,对有机物和油污的去污能力也较强。配制方法如下:称取5 g重铬酸钾于烧杯中,用少量水润湿,边搅拌边缓慢加入80 ml浓硫酸,冷却后贮存于磨口玻璃瓶中。

(2) 氢氧化钠-高锰酸钾洗液:用于洗涤油污及有机物,用此洗液洗涤后,器皿上会留下二氧化锰,需再用盐酸洗涤。配制方法如下:将4 g高锰酸钾溶于少量水中,慢慢加入100 ml 10%氢氧化钠溶液。

(3) 氢氧化钠乙醇溶液:用于洗涤聚合体、油脂及其他有机物。将120 g氢氧化钠溶解在120 ml水中,再用95%乙醇稀释至1 L。

(4) 酸性洗液:浓盐酸常被用于洗去附着在器皿上的氧化剂或不溶于水的无机物;1∶1的盐酸常被用于洗涤灼烧过的坩埚;硝酸-氢氟酸洗液是玻璃器皿和石英器皿的优良洗涤剂,洗涤效率高、速度快,但该洗液对玻璃器皿和石英器皿有腐蚀作用,不适于洗涤精密玻璃仪器、标准磨口仪器、活塞、砂芯漏斗、光学玻璃、比色皿、精密石英部件等。

(5) 酸性草酸和盐酸羟胺洗涤液:适用于洗涤氧化性物质,如沾有高锰酸钾、三价铁化合物等的容器。配制方法如下:取10 g草酸或1 g盐酸羟胺溶于100 ml 20%盐酸溶液中。

(6) 肥皂液、碱液及合成洗涤剂:用于洗涤油脂和一些有机物,使用时按具体情况配制成合适浓度的溶液即可。

2. 标准操作

（1）非精密刻度玻璃器皿的洗涤

① 毛刷或去污粉刷洗：用毛刷蘸合成洗涤剂或去污粉刷洗器皿内、外壁至无肉眼可见污物。

② 自来水冲洗：用自来水将洗涤剂或去污粉完全冲洗掉，使器皿内外干净。

③ 蒸馏水涮洗：用蒸馏水涮洗内壁 3 次，使器皿洁净、透明，内、外壁被水均匀润湿而无小水珠。

（2）精密刻度玻璃器皿的洗涤

① 洗液浸洗或淌洗：浸洗是将待洗涤容器浸入洗液中，待污物完全与器壁分离后，取出容器。洗液可反复使用，直到失效。淌洗适用于沾污不严重的移液管、刻度吸量管等细长玻璃仪器的洗涤，方法如下：用洗耳球吸取适量体积的洗液，将管平放，轻轻旋转，待洗液淌满全管，停留片刻，将管竖立，分别从管尖和上管口将洗液倒回原瓶。

② 自来水冲洗：用自来水冲洗至器皿内外干净。

③ 蒸馏水涮洗：用蒸馏水涮洗至器皿洁净、透明，内、外壁被水均匀润湿而无小水珠。一般需涮洗 3 次。

④ 润洗：用滴定管、移液管和吸量管等移取准确浓度的溶液时，需润洗管内壁 3 次，以保证所用溶液浓度保持不变。

二、玻璃器皿的干燥和存放

常用玻璃仪器应在每次实验完毕后洗净干燥备用。用于不同实验的仪器有不同的干燥要求，一般定量分析中的烧杯、锥形瓶等仪器洗净即可使用，而用于有机分析的仪器很多是要求干燥的，有的要求无水迹，有的要求无水，应根据不同要求来干燥仪器。洗净的玻璃器皿要分类存放，便于取用。经常使用的玻璃器皿应放在实验柜内，要放置稳妥，高的、大的放里面，矮的、小的放外面。长期不用的玻璃器皿应存放于纸质包装盒里，且玻璃器皿间应用碎纸条隔开，防止搬动时碰撞打碎。

1. 玻璃器皿的干燥

（1）晾干：不急用、要求一般干燥的器皿，可在纯水涮洗后，在无尘处倒置晾干水分，然后自然干燥，可用安有斜木钉的架子和带有透气孔的玻璃柜放置玻璃器皿。

（2）烘干：洗净的仪器控去水分，放在烘箱中烘干，烘箱温度为 105～120 ℃，烘 1 小时左右，也可放在红外灯干燥箱中烘干。此法适用于一般仪器。称量用的称量瓶等烘干后要放在干燥器中冷却和保存。带实心玻璃塞的仪器及厚壁仪器烘干时要注意慢慢升温且温度不可过高，以免烘裂，量器不可放于烘箱中烘干。硬质试管可用酒精灯烘干，要从底部烘起，使试管口向下,以免水珠倒流使试管炸裂,烘到无水珠时,将试管口朝上,赶净水汽。

（3）热（冷）风吹干：对于急需干燥的仪器或不适合放入烘箱的较大的仪器可采用吹干的方法,通常将少量乙醇、丙酮（或最后再用乙醚）倒入已控去水分的仪器中,摇洗、控净溶剂（溶剂要回收）,然后用电吹风吹,先用冷风吹 1～2 分钟,当大部分溶剂挥发后,吹入热风至完全干燥,再用冷风吹干残余的蒸气,使其不再冷凝在容器内。此法要求通风好,以防中毒,不可接触明火,以防有机溶剂爆炸。

2. 玻璃器皿的存放

（1）移液管洗净后置于防尘的盒中。

（2）滴定管使用后,洗去内装的溶液,洗净后装满纯水,上盖玻璃短试管或塑料套管,也可倒置夹于滴定管架上。

（3）比色皿用毕洗净后,在瓷盘或塑料盘中垫滤纸,倒置晾干后装入比色皿盒或清洁的器皿中。

（4）带磨口塞的仪器如容量瓶和比色管最好在洗净前就用橡皮筋或小线绳把塞子和管口拴好,以免打破或弄混塞子。需长期保存的磨口仪器要在塞间垫一张纸片,以免日久粘住。长期不用的滴定管要除去凡士林后垫纸,用皮筋拴好活塞保存。

（5）成套仪器如索氏提取器、气体分析器等用完后要立即洗净,放在专门的纸盒里保存。

三、精密量具的使用与校准

1. 滴定管　滴定管是容量分析中最基本的测量仪器,在滴定时用来测定自管内流出的溶液的体积。常量分析中常用的滴定管规格为 50 ml 和 25 ml,此外,还有 10 ml、5 ml、2 ml、1 ml 等规格。滴定管分为酸式滴定管和碱式滴定管,酸式滴定管用来盛装酸性或氧化性溶液,碱式滴定管用来盛装碱性或还原性溶液。

（1）滴定管的使用

① 检漏：使用滴定管前应检查其是否漏水,活塞转动是否灵活。若酸式滴定管漏水或活塞转动不灵,应给活塞重新涂凡士林;若碱式滴定管漏水,则需要更换橡胶管或换个稍大的玻璃珠。涂凡士林的方法如下：将滴定管平放,取出活塞,用滤纸条将活塞和塞槽擦干净,在活塞粗的一端和塞槽小口端周围均匀地涂上一薄层凡士林。为了避免凡士林堵住塞孔,油层要尽量薄,尤其是小孔附近。将活塞插入塞槽时,活塞孔要与滴定管平行。转动活塞,直至活塞与塞槽接触的部分呈透明状态,即表明凡士林已均匀。

② 洗涤：根据滴定管的沾污情况,采用相应的洗涤方法将其洗净。为了使滴定管中溶液的浓度与原来相同,最后还应该用滴定用的溶液润洗 3 次（每次溶液用量约为滴定管容积

的 1/5),润洗液由滴定管下端排出。

③ 装液:将溶液加入滴定管时,要注意使下端出口管也充满溶液,特别是碱式滴定管下端橡胶管内的气泡不易被察觉,这样就会造成读数误差。若为酸式滴定管,可迅速地旋转活塞,让溶液急骤流出以带走气泡;若为碱式滴定管,向上弯曲橡胶管,使玻璃尖嘴斜向上方,向一边挤动玻璃珠,使溶液从尖嘴喷出,气泡便可随之除去。排出气泡后,继续加入溶液至刻度"0"以上,放出多余的溶液,调整液面在"0.00"刻度处。

④ 读数:常用滴定管的容量为 50 ml,其刻度分为 50 大格,每一大格又分为 10 小格,所以每一大格为 1 ml,每一小格为 0.1 ml。读数应读到小数点后两位。注入或放出溶液后应稍等片刻,待附着在内壁上的溶液完全流下后再读数。读数时,滴定管必须保持垂直状态,视线必须与液面在同一水平面。对于无色或浅色的溶液,读弯月面实线最低点的刻度。

为了便于观察和读数,可在滴定管后衬一张读数卡。读数卡是一张黑纸或中间涂有一黑色长方形(约 3 cm×1.5 cm)的白纸,读数时,将读数卡放在滴定管后,使黑色部分在弯月面下约 1 cm 处,则弯月面反射成黑色,读取此黑色弯月面最低点的刻度即可。若滴定管背后有一条蓝线(或蓝带),无色溶液就形成了两个弯月面,并且相交于蓝线的中线上,读数时读此交点的刻度即可。对于深色溶液如 $KMnO_4$ 溶液、碘液等,弯月面不易看清,则读液面的最高点。滴定时,最好每次都从 0.00 ml 开始,这样读数方便,且可以消除由于滴定管上下粗细不均匀而带来的误差。

⑤ 滴定:使用酸式滴定管时,必须用左手的拇指、示指及中指控制活塞,旋转活塞的同时稍稍向左扣住,这样可避免把活塞顶松而漏液;使用碱式滴定管时,应该用左手的拇指及示指在玻璃珠所在部位稍偏上处轻轻地往一边挤压橡胶管,使橡胶管与玻璃珠之间形成一条缝隙,溶液即可流出,要掌握通过手指用力的轻重来控制缝隙大小的方法,从而控制溶液的流出速度。

滴定时,将滴定管垂直地夹在滴定管架上,下端伸入锥形瓶口约 1 cm。左手按上述方法操作滴定管,右手的拇指、示指和中指握住锥形瓶的瓶颈,沿同一方向旋转锥形瓶,使溶液混合均匀,不要前后、左右摇动。开始滴定时,若无明显变化,溶液流出的速度可以快一些,但必须成滴而不能成股流下;随后,溶液滴落点周围出现暂时性的颜色变化,但随着锥形瓶的旋转,颜色很快消失;当接近滴定终点时,颜色消失较慢,这时应逐滴加入溶液,每加入一滴后都要摇匀,观察颜色的变化情况,再决定是否还要滴加溶液;最后应控制液滴悬而不落,用锥形瓶内壁把液滴沾下来(这样加入的是半滴溶液),用洗瓶以少量蒸馏水冲洗瓶的内壁,摇匀。如此重复操作,直到颜色变化符合要求为止。

滴定完毕后,滴定管尖嘴外不应留有液滴,尖嘴内不应留有气泡。将剩余溶液弃去,依次用自来水和蒸馏水洗涤滴定管,然后在滴定管中装满蒸馏水,罩上滴定管盖,以备下次使用或将滴定管收起。

(2) 滴定管的校准：以 50 ml 滴定管为例。取 50 ml 干燥具塞锥形瓶，精密称定。向待校正的滴定管中装入纯水，并将水面调至 0.00 ml 刻度处，从滴定管中放水至锥形瓶中，待液面降至离 10 ml 刻度线上方约 5 mm 处时，等待 30 秒，然后在 10 秒内将液面正确地调至 10.00 ml，盖上瓶塞，再次精密称定。按同样方法分别调整液面到 20.00 ml、30.00 ml、40.00 ml 和 50.00 ml，进行分段校准，每次都从滴定管 0.00 ml 刻度线开始，每支滴定管重复校准一次。

2. 容量瓶　容量瓶主要用于配制准确浓度的标准溶液或定量地稀释溶液，是一种细长颈、梨形的平底玻璃瓶，配有磨口塞，瓶颈上刻有标线，当瓶内液体在指定温度下达到标线处时，其体积即为瓶上所标示的体积。容量瓶的常用规格为 10 ml、25 ml、50 ml、100 ml、250 ml、500 ml 和 1 000 ml。

(1) 容量瓶的使用

① 使用前检查是否漏水：具体操作方法如下：加自来水至标线附近，塞紧瓶塞，用一只手的示指顶住瓶塞，另一只手的五指尖托住瓶底边缘，倒立片刻，用干燥滤纸检查瓶塞周围是否有水珠渗出。若无水珠渗出，将瓶直立，瓶塞旋转 180°，再倒立片刻，用干燥滤纸检查瓶塞周围是否有水珠渗出。若两次操作时瓶塞周围皆无水珠渗出，即表明容量瓶不漏水，可以使用。

② 溶解与转移：将固体物质配制为溶液需要遵循此步骤。先准确称取一定量固体物质于烧杯中，用少量溶剂将其溶解，配制成溶液，然后再将溶液转移到预先洗净的容量瓶中。转移溶液的方法如下：右手拿玻璃棒，左手拿烧杯，使烧杯嘴紧靠玻璃棒，玻璃棒的下端靠在瓶颈内壁上，使溶液沿玻璃棒和内壁流入容量瓶中，烧杯中溶液流完后，将烧杯沿玻璃棒向上提，并逐渐使烧杯竖直，将玻璃棒放回烧杯，用溶剂冲洗玻璃棒和烧杯内壁 3～4 次，洗出液用如上方法全部转入容量瓶中。

③ 定容：向容量瓶内加入溶剂至容积的 2/3 处，旋转容量瓶使溶液混合，继续加入溶剂至液面离标线 0.5～1 cm 时，等待 1～2 分钟，使附着在瓶颈内壁上的液体流下。用滴管或洗瓶继续小心滴加，直至液体的弯月面下缘与标线相切。

④ 混匀：盖紧瓶塞，左手捏住瓶颈标线上方，示指按住瓶塞，右手指尖托住瓶底边缘，将瓶倒转并摇动，再倒过来，使气泡上升到瓶顶，如此反复多次，使溶液充分混合均匀。

⑤ 开盖回流：处理小体积样品时，经上述混匀后，还需小心打开容量瓶盖，让瓶盖与瓶口处的溶液流回瓶内，再盖好瓶盖，倒转并摇动，反复多次，使溶液充分混合均匀。如果用容量瓶稀释溶液，则用移液管吸取一定体积的溶液于容量瓶中，按上述方法加溶剂至标线，摇匀。

（2）容量瓶的校准

将待校正的容量瓶洗净、干燥，在烧杯中盛放一定量纯化水，将盛水烧杯及容量瓶放于同一房间中，恒温后记下水温。先称空瓶及瓶塞的重量，然后加水至刻度，注意不可有水珠挂在瓶壁刻度线以上，若有水珠，应用干燥滤纸条吸干。塞上瓶塞，再称定重量，减去空瓶重量即为容量瓶中水的重量，查表得该温度下水的密度，用该温度下水的重量除以密度，即得容量瓶的真实容积。

3. 移液管与吸量管　移液管和吸量管均是量出式仪器，用来测量其所放出溶液的体积。移液管是细长且中间膨大的玻璃管，上端管颈处刻有一环形标线，是所移取的准确体积的标志，膨大部分注明了其容积和标定时的温度。移液管常用规格为 5 ml、10 ml、25 ml 和 50 ml。吸量管是具有分度线的直形玻璃管，可用于移取不同体积的液体。吸量管常用规格为 1 ml、2 ml、5 ml 和 10 ml。移液管和吸量管所移取的体积通常可准确到 0.01 ml。

（1）移液管与吸量管的使用

① 移液前准备：选择大小合适的移液管或吸量管，用洗耳球吸取铬酸洗液适量放于管中，用示指按住管口，将管提离洗液瓶，用两手拇指和示指捏住移液管的两端，将管平放，缓慢转动，使洗液充满整管，待内壁油污除去后，将管口朝下倾斜，对准盛装铬酸洗液的容器，将洗液倒出一部分，同时清洗管尖，再将管口朝上倾斜，倒出全部洗液。之后用自来水冲洗，再用蒸馏水（或去离子水）涮洗 2~3 次，直至管内壁不挂水珠。用滤纸将移液管或吸量管末端内外的水吸干，然后用欲移取的溶液润洗管壁 2~3 次，以确保所移取溶液的浓度不变。润洗的方法如下：用洗耳球吸取溶液适量于移液管中，立即用示指按住管口，将管提离溶液，用两手拇指和示指捏住移液管的两端，将管横放，上管口略朝下，转动移液管，使溶液充满整管，待溶液流至距上管口 2~3 cm 时，将管尖朝下，使管竖立，使溶液从管尖流出并弃去，再用滤纸将管尖的溶液吸出。

② 移取溶液：用右手的拇指和中指捏住移液管的上端，将管的下口插到液面以下 1~2 cm 处（若插入太深，管外将黏附太多溶液，影响准确性；若插入太浅，会产生吸空，把溶液吸到洗耳球内污染溶液），左手拿洗耳球，先把球中空气压出，再将球的尖嘴接在移液管上口，慢慢松开压扁的洗耳球使溶液吸入管内。随着容器内液面的下降，移液管应同时下移，以保持管尖始终处于液面以下。当管中液面上升到标线以上时，应迅速移去洗耳球，立即用右手示指按住管口，将移液管提离液面，并将管尖靠在内壁上转两下，以尽量除去黏附在管外的溶液。

③ 调节液面：将容器倾斜约 45°，管身直立，平视标线，缓慢放松示指并微微转动吸管，使管内溶液缓慢、均匀地流出，直至溶液的弯月面底部下缘与标线相切，立即用示指压紧管口，使溶液不再流出。将尖端的液滴靠壁去掉，移出移液管，插入承接溶液的器皿中。

④ 放出溶液：管尖紧贴承接容器的内壁，使移液管保持竖直，承接溶液的器皿倾斜

30°～45°,松开示指,使溶液沿容器内壁缓慢流下,溶液全部流完后再等 15 秒(使附着在管壁上的部分溶液得以流出)。查看管上是否标有"吹"字,如果没有,则直接取出移液管,如果有,则先用洗耳球吹出管尖残留的溶液,再取出移液管。

（2）移液管与吸量管的校准

① 移液管的校准:将待校正的移液管充分洗净,用洗耳球吸取蒸馏水至移液管标线之上 2～3 cm 处,将移液管提离液面,缓慢放出多余的蒸馏水至液面底部与标线相切。除去移液管尖外面的水珠,再将水移入已准确称重的 50 ml 具塞锥形瓶中,使管尖与锥形瓶内壁接触,收集管尖余滴,停放 15 秒左右后取出移液管,记录水温,盖上锥形瓶瓶塞,准确称出瓶与水的总重量,并记录两次称重之差,即为待校正移液管放出的水的重量。用水的重量除以实验温度下水的密度,即可算出移液管体积的实际毫升数,即为 20 ℃时移液管的真实容积。

② 吸量管的校准:将待校吸量管充分洗净,提前 2 小时放入待校室,待校室温度应保持20 ℃ ±1 ℃,提前 2 小时将去离子水放入待校室。测得去离子水温度为 20 ℃ ±2 ℃为合格,分别吸取吸量管总容积的 1/10、总容积的 1/2 和总容积 3 个校准点水的体积,并称量水的质量,分别计算 3 个校准点实际体积差与标称体积差,两体积差的差值应小于或等于量器容量允差(1 ml 吸量管的容量允差为±0.008 ml;2 ml 吸量管的容量允差为±0.012 ml;5 ml 吸量管的容量允差为±0.025 ml;10 ml 吸量管的容量允差为±0.050 ml;25 ml 吸量管的容量允差为±0.100 ml)。

预习报告

问题：

1. 常用洗液有哪些种类？

2. 滴定管的标准操作步骤有哪些？

3. 容量瓶的标准操作步骤有哪些？

4. 移液管与吸量管的标准操作步骤有哪些？

任务二　玻璃器皿的洗涤、干燥和存放

一、实训目的

学会药物分析中常用玻璃器皿的洗涤、干燥和存放方法。

二、实训原理

不同玻璃器皿的洗涤方法根据实验目的、器皿的种类、所盛放的物品、洗涤剂的类别和沾污程度等不同而不同,玻璃器皿洗涤是否符合要求,对分析结果的准确度和精密度均有影响;洗涤干净的玻璃器皿要及时干燥,按规定方法保存。

三、实训器材

_____

_____

_____

四、实训步骤

1. 玻璃器皿的洗涤练习　将玻璃器皿按非精密刻度器皿和精密刻度器皿分成两类,按照"标准操作方法"中"非精密刻度玻璃器皿的洗涤"和"精密刻度玻璃器皿的洗涤"进行洗涤,以玻璃器皿洁净、透明,内、外壁被水均匀润湿而无小水珠为标准,考查洗涤效果。反复操作练习,直到操作熟练、玻璃器皿全部洗涤干净为止。

2. 玻璃器皿的干燥练习　将洗净的玻璃器皿按"标准操作方法"中"玻璃器皿的干燥"标准进行干燥,干燥后的玻璃器皿应内、外壁洁净,无水痕。如果干燥后器皿上有未洗净的污物或洗涤剂的印痕,应重新洗涤干净后再干燥。

标准操作方法:

(1) 非精密刻度玻璃器皿的洗涤

① 毛刷或去污粉刷洗:用毛刷蘸合成洗涤剂或去污粉刷洗器皿内、外壁至无肉眼可见污物。

② 自来水冲洗：用自来水将器皿内、外壁的洗涤剂或去污粉完全冲洗干净。

③ 蒸馏水涮洗：用蒸馏水涮洗内壁 3 次，使器皿洁净、透明，内、外壁被水均匀润湿而无小水珠。

（2）精密刻度玻璃器皿的洗涤

① 洗液浸洗或淌洗：浸洗是将待洗涤容器浸入洗液中，待污物完全与器壁分离后，取出容器。洗液可反复使用，直到失效。淌洗适用于沾污不严重的移液管、刻度吸量管等细长玻璃仪器的洗涤。方法如下：用洗耳球吸取适量体积的洗液，将洗液经洗耳球挤入管内，将管平放，轻轻旋转，待洗液淌满全管，停留片刻；将管竖立，分别从管尖和上管口将洗液倒回原瓶。

② 自来水冲洗：用自来水冲洗至器皿内、外壁干净。

③ 蒸馏水涮洗：用蒸馏水涮洗至器皿洁净、透明，内、外壁被水均匀润湿而无小水珠。一般需涮洗 3 次。

④ 润洗：用滴定管、移液管和吸量管等移取准确浓度的溶液时，需润洗管内壁 3 次，以保证所用溶液浓度保持不变。

3. 玻璃器皿的干燥练习　常用的仪器应在每次实验完毕之后洗净并干燥备用。用于不同实验的仪器有不同的干燥要求：一般定量分析时使用的烧杯、锥形瓶等仪器洗净即可使用；而很多用于有机分析的仪器是要求干燥的，有的要求无水迹，有的要求无水，应根据不同要求来干燥仪器。干燥后的玻璃器皿应内、外壁洁净，无水痕。如果干燥后器皿上有未洗净的污物或洗涤剂的印痕，应重新洗涤干净后再干燥。

4. 玻璃器皿的存放练习　按照"标准操作方法"中"玻璃器皿的存放"标准将洗净、干燥的玻璃器皿存放于器皿柜中，以备后续实验使用。

五、注意事项

1. 使用洗液清洗玻璃器皿时要注意人身安全，由于洗液具有腐蚀性，操作时小心勿将洗液溅到衣服及身体各部。

2. 清洗完毕后将玻璃器皿倒置，玻璃器皿应洁净、透明，内、外壁被水均匀润湿而无小水珠，证明清洗干净，否则要重新清洗。

3. 如果干燥后器皿上有未洗净的污物或洗涤剂的印痕，应重新洗涤干净后再干燥。

实训原始记录

_____年____月____日   室温：_____℃   相对湿度：_____%

玻璃器皿	洗液种类	洗涤次数	洗涤结果	干燥方法	干燥时间

任务三 容量瓶的使用与校准

一、实训目的

掌握容量瓶的使用与校准方法。

二、实训原理

容量瓶是用于配制或定量稀释准确浓度标准溶液的容器,是定量分析实验最常用的量入式精密量器。容量瓶对溶液体积的精确度要求很高,只能在常温下使用,瓶上标有与刻度线对应的使用温度,如果使用温度不是该温度,应进行校准。容量瓶的校准一般采用称量水法,即根据纯水在不同温度下具有不同的密度,称量测量温度下容量瓶中水的质量,计算该温度下纯水的体积,即为该容量瓶的真实容积。国际上规定玻璃容量器皿的标准温度为20℃,在校准时都将玻璃容量器皿的容积校准到20℃时的实际容积。

三、实训器材

_____

_____

_____

_____

_____

四、实训步骤

1. 容量瓶的使用 以配制 250 ml 0.1 mol/L 盐酸溶液为例。用量筒量取浓盐酸 2.1 ml 于事先装入少量纯水的烧杯中,按"标准操作方法"中"容量瓶的使用"所述方法配制浓度约为 0.1 mol/L 的盐酸溶液,练习容量瓶的使用。

标准操作方法：

（1）使用前检查是否漏水。加自来水至标线附近，塞紧瓶塞，用一只手的示指顶住瓶塞，另一只手的五指尖托住瓶底边缘，倒立片刻，用干燥滤纸检查瓶塞周围是否有水珠渗出。若无水珠渗出，将容量瓶直立，瓶塞旋转 180°，再倒立片刻，用干燥滤纸检查瓶塞周围是否有水珠渗出。若两次操作时瓶塞周围均无水珠渗出，即表明容量瓶不漏水，可以使用。

（2）溶解与转移。将固体物质配制为溶液需要遵循此步骤。先准确称取一定量的固体物质于烧杯中，用少量溶剂将其溶解，配制成溶液，然后将溶液转移到预先洗净的容量瓶中。转移溶液的方法如下：右手拿玻璃棒，左手拿烧杯，使烧杯嘴紧靠玻璃棒，玻璃棒的下端靠在瓶颈内壁上，使溶液沿玻璃棒和内壁流入容量瓶中。烧杯中的溶液全部流出后，将烧杯沿玻璃棒向上提，并逐渐使烧杯竖直，将玻璃棒放回烧杯，用溶剂冲洗玻璃棒和烧杯内壁 3～4 次，洗出液按照上述方法全部转入容量瓶中。

（3）定容。向容量瓶内加入溶剂至容积的 2/3 处，旋转容量瓶以使溶液混合，继续加入溶剂至液面距离标线 0.5～1 cm 时，等待 1～2 分钟，使附着在瓶颈内壁上的液体流下。用滴管或洗瓶继续小心滴加，直至液体的弯月面下缘与标线相切。

（4）混匀。盖紧瓶塞，左手捏住瓶颈标线上方，左手示指按住瓶塞，右手指尖托住瓶底边缘，将瓶倒转并摇动，再倒过来，使气泡上升到瓶顶，如此反复多次，使溶液充分混合均匀。

（5）开盖回流。处理小体积样品时，经上述混匀后，还需小心打开容量瓶盖，使瓶盖与瓶口处的溶液流回瓶内，再盖好瓶盖，倒转并摇动，反复多次，使溶液充分混合均匀。如果用容量瓶稀释溶液，则用移液管吸取一定体积的溶液于容量瓶中，按上述方法加溶剂至标线，摇匀。

2. 容量瓶（100 ml）的校正　将待校正的容量瓶洗净、干燥，用烧杯盛放一定量（大于 100 ml）纯水，将水及容量瓶放于同一房间内，恒温后，用温度计测量水温。用分析天平称取空容量瓶及瓶塞的质量，然后向容量瓶中加水至刻度。注意不可有水珠挂在瓶壁刻度线以上，若挂水珠，应用干燥滤纸条吸干。塞上瓶塞，再用分析天平称定加水后容量瓶的质量，加水前后容量瓶质量之差即为容量瓶中水的质量，查表 2-1，得出该温度下水的密度，再折算出容量瓶的真实容积，重复操作 2 次，取平均值。

五、注意事项

1. 不能用手掌握住瓶身;热溶液应冷却至室温后才能注入容量瓶,否则可能造成体积误差。

2. 容量瓶不能久贮溶液,尤其是碱性溶液,会侵蚀玻璃使瓶塞粘住,无法打开。配制好的溶液如需保存,应转移至试剂瓶中。

3. 容量瓶用毕,应用水冲洗干净。如长期不用,将磨口处洗净擦干,垫上纸片。

4. 容量瓶不能加热,也不能在烘箱中烘干。如洗净后急需使用,可用乙酸等有机溶剂荡洗后晾干,或用电吹风冷风吹干。

实训原始记录

_____年____月____日　　室温:_____℃　　相对湿度:_____%

1. 记录水温　查表2-1,记录对应温度下水的密度。
2. 按表2-2填写容量瓶的校正结果。
3. 依据表2-3评价容量瓶的级别。

表 2-1　不同温度下纯水的密度

温度/℃	密度/(g·ml⁻¹)	温度/℃	密度/(g·ml⁻¹)	温度/℃	密度/(g·ml⁻¹)	温度/℃	密度/(g·ml⁻¹)
28	0.995 44	10	0.998 39	16	0.997 80	22	0.996 80
29	0.995 18	11	0.998 32	17	0.997 66	23	0.996 60
30	0.994 91	12	0.998 23	18	0.997 51	24	0.996 38
31	0.994 68	13	0.998 14	19	0.997 35	25	0.996 17
32	0.994 34	14	0.998 04	20	0.997 18	26	0.995 93
33	0.994 05	15	0.997 93	21	0.997 00	27	0.995 69

表 2-2　容量瓶的校准结果

测定次数	称量记录/g		水的质量/g	实际容量/ml	校正值/ml	总校正值/ml
	瓶+水	瓶				
1						
2						

表 2-3　容量瓶的级别及允许偏差

标称总容量/ml	容量允许偏差/ml	
	A 类	B 类
1	±0.010	±0.020
5	±0.020	±0.040
10	±0.020	±0.040
25	±0.03	±0.06
50	±0.05	±0.10
100	±0.10	±0.20
250	±0.15	±0.30

任务四 自主设计练习

查阅相关资料,自主完成移液管与吸量管的校准实训设计。

移液管的校准

一、实训器材

二、实训步骤

吸量管的校准

一、实训器材

二、实训步骤

（王 蓉）

项目三　常用物理常数检查与鉴别试验基本技能

药物分析的基本任务是检验药品质量,保障人民用药安全、合理、有效。宣传和贯彻《药品管理法》等法律法规,体现"四个最严"要求,即"最严谨的标准、最严格的监管、最严厉的处罚、最严肃的问责",以保证药品质量,更好地保护公众用药安全。

任务一 预习

《中国药典》(2020 年版)第四部

通则 0301 一般鉴别试验

以下为《中国药典》中收录的比较常见的一般鉴别试验。

水杨酸盐

(1)取供试品的中性或弱酸性稀溶液,加三氯化铁试液 1 滴,即显紫色。

(2)取供试品溶液,加稀盐酸,即析出白色水杨酸沉淀;分离,沉淀在醋酸铵试液中溶解。

丙二酰脲类

(1)取供试品约 0.1 g,加碳酸钠试液 1 ml 与水 10 ml,振摇 2 分钟,滤过;滤液中逐滴加入硝酸银试液,即生成白色沉淀,振摇,沉淀即溶解;继续滴加过量的硝酸银试液,沉淀不再溶解。

(2)取供试品约 50 mg,加吡啶溶液(1→10)5 ml,溶解后,加铜吡啶试液 1 ml,即显紫色或生成紫色沉淀。

硫酸盐

(1)取供试品溶液,滴加氯化钡试液,即生成白色沉淀;分离,沉淀在盐酸或硝酸中均不溶解。

(2)取供试品溶液,滴加醋酸铅试液,即生成白色沉淀;分离,沉淀在醋酸铵试液或氢氧化钠试液中溶解。

(3)取供试品溶液,加盐酸,不生成白色沉淀(与硫代硫酸盐区别)。

氯化物

(1)取供试品溶液,加稀硝酸使成酸性后,滴加硝酸银试液,即生成白色凝乳状沉淀;分离,沉淀加氨试液即溶解,再加稀硝酸酸化后,沉淀复生成。如供试品为生物碱或其他有机碱的盐酸盐,须先加氨试液使成碱性,将析出的沉淀滤过除去,取滤液进行试验。

（2）取供试品少量，置试管中，加等量的二氧化锰，混匀，加硫酸湿润，缓缓加热，即产生氯气，能使用水湿润的碘化钾淀粉试纸显蓝色。

铁盐

亚铁盐：（1）取供试品溶液，滴加铁氰化钾试液，即生成深蓝色沉淀；分离，沉淀在稀盐酸中不溶，但加氢氧化钠试液，即生成棕色沉淀。

（2）取供试品溶液，加 1％邻二氮菲的乙醇溶液数滴，即显深红色。

铁盐：（1）取供试品溶液，滴加亚铁氰化钾试液，即生成深蓝色沉淀；分离，沉淀在稀盐酸中不溶，但加氢氧化钠试液，即生成棕色沉淀。

（2）取供试品溶液，滴加硫氰酸铵试液，即显血红色。

芳香第一胺类

取供试品约 50 mg，加稀盐酸 1 ml，必要时缓缓煮沸使溶解，加 0.1 mol/L 亚硝酸钠溶液数滴，加与 0.1 mol/L 亚硝酸钠溶液等体积的 1 mol/L 脲溶液，振摇 1 分钟，滴加碱性 β 萘酚试液数滴，视供试品不同，生成由粉红到猩红色沉淀。

托烷生物碱类

取供试品约 10 mg，加发烟硝酸 5 滴，置水浴上蒸干，得黄色的残渣，放冷，加乙醇 2～3 滴湿润，加固体氢氧化钾一小粒，即显深紫色。

钠盐

（1）取铂丝，用盐酸湿润后，蘸取供试品，在无色火焰中燃烧，火焰即显鲜黄色。

（2）取供试品约 100 mg，置 10 ml 试管中，加水 2 ml 溶解，加 15％碳酸钾溶液 2 ml，加热至沸，不得有沉淀生成；加焦锑酸钾试液 4 ml，加热至沸；置冰水中冷却，必要时，用玻棒摩擦试管内壁，应有致密的沉淀生成。

钾盐

（1）取铂丝，用盐酸湿润后，蘸取供试品，在无色火焰中燃烧，火焰即显紫色；但有少量的钠盐混存时，须隔蓝色玻璃透视，方能辨认。

（2）取供试品，加热炽灼除去可能杂有的铵盐，放冷后，加水溶解，再加 0.1％四苯硼钠溶液与醋酸，即生成白色沉淀。

通则 0600　物理常数测定法

0612 熔点测定法

依照供试品的性质不同，测定法分为下列三种。各品种项下未注明时，均系指第一法。

第一法　测定易粉碎的固体药品

A. 传温液加热法

取供试品适量,研成细粉,除另有规定外,应按照各药品项下干燥失重的条件进行干燥。若该药品为不检查干燥失重、熔点范围低限在 135 ℃ 以上、受热不分解的供试品,可采用 105 ℃ 干燥;熔点在 135 ℃ 以下或受热分解的供试品,可在五氧化二磷干燥器中干燥过夜或用其他适宜的干燥方法干燥,如恒温减压干燥。

分取供试品适量,置熔点测定用毛细管(简称毛细管,由中性硬质玻璃管制成,长 9 cm 以上,内径 0.9～1.1 mm,壁厚 0.10～0.15 mm,一端熔封;当所用温度计浸入传温液在 6 cm 以上时,管长应适当增加,使露出液面 3 cm 以上)中,轻击管壁或借助长短适宜的洁净玻璃管,垂直放在表面皿或其他适宜的硬质物体上,将毛细管自上口放入使自由落下,反复数次,使粉末紧密集结在毛细管的熔封端。装入供试品的高度约为 3 mm。另将玻璃温度计(分浸型,具有 0.5 ℃ 刻度,经熔点测定用对照品校正)放入盛装传温液(熔点在 80 ℃ 以下者,用水;熔点在 80 ℃ 以上者,用硅油或液状石蜡)的容器中,使温度计汞球部的底端与容器的底部距离 2.5 cm 以上(用内加热的容器,温度计汞球与加热器上表面距离 2.5 cm 以上)或使用经对照品校正后的电阻式数字温度计;加入传温液以使传温液受热后的液面适在温度计的分浸线处。将传温液加热,俟温度上升至较规定的熔点低限约低 10 ℃ 时,将装有供试品的毛细管浸入传温液,贴附在温度计上(可用橡皮圈或毛细管夹固定),位置须使毛细管的内容物部分适在温度计测量区中部;继续加热,调节升温速率为每分钟上升 1.0～1.5 ℃,加热时须不断搅拌使传温液温度保持均匀,记录供试品在初熔至终熔时的温度,重复测定 3 次,取其平均值,即得。

"初熔"系指供试品在毛细管内开始局部液化出现明显液滴时的温度。

"终熔"系指供试品全部液化时的温度。

"熔距"系指初熔与终熔的温度差值。熔距值可反映供试品的化学纯度,当供试品存在多晶型现象时,在保证化学纯度的基础上,熔距值大小也可反映其晶型纯度。

测定熔融同时分解的供试品时,方法如上述,但调节升温速率使每分钟上升 2.5～3.0 ℃;供试品开始局部液化时(或开始产生气泡时)的温度作为初熔温度;供试品固相消失全部液化时的温度作为终熔温度。遇有固相消失不明显时,应以供试品分解物开始膨胀上升时的温度作为终熔温度。某些药品无法分辨其初熔、终熔时,可以将发生突变时的温度作为熔点。

B. 电热块空气加热法

系采用自动熔点仪的熔点测定法。自动熔点仪有两种测光方式:一种是透射光方式,一种是反射光方式。某些仪器兼具两种测光方式。大部分自动熔点仪可置多根毛细管同时测定。

分取经干燥处理(同 A 法)的供试品适量,置熔点测定用毛细管(同 A 法)中;将自动熔点仪加热块加热至较规定的熔点低限约低 10 ℃时,将装有供试品的毛细管插入加热块中,继续加热,调节升温速率为每分钟上升 1.0~1.5 ℃,重复测定 3 次,取其平均值,即得。

测定熔融同时分解的供试品时,方法如上述,但调节升温速率使每分钟上升 2.5~3.0 ℃。

遇有色粉末、熔融同时分解、固相消失不明显且生成分解物导致体积膨胀或含结晶水(或结晶溶剂)的供试品时,可适当调整仪器参数,提高判断熔点变化的准确性。当透射和反射测光方式受干扰明显时,可允许目视观察熔点变化;通过摄像系统记录熔化过程并进行追溯评估,必要时,测定结果的准确性需经 A 法验证。

自动熔点仪的温度示值要定期采用熔点标准品进行校正。必要时,供试品测定应随行采用标准品校正仪器。

若对 B 法测定结果持有异议,应以 A 法测定结果为准。

第二法　测定不易粉碎的固体药品(如脂肪、脂肪酸、石蜡、羊毛脂等)

取供试品,注意用尽可能低的温度熔融后,吸入两端开口的毛细管(同第一法,但管端不熔封)中,使高达约 10 mm。在 10 ℃或 10 ℃以下的冷处静置 24 小时,或置冰上放冷不少于 2 小时,凝固后用橡皮圈将毛细管紧缚在温度计(同第一法)上,使毛细管的内容物部分适在温度计汞球中部。照第一法将毛细管连同温度计浸入传温液中,供试品的上端应适在传温液液面下约 10 mm 处;小心加热,俟温度上升至较规定的熔点低限尚低约 5 ℃时,调节升温速率使每分钟上升不超过 0.5 ℃,至供试品在毛细管中开始上升时,检读温度计上显示的温度,即得。

第三法　测定凡士林或其他类似物质

取供试品适量,缓缓搅拌并加热至温度达 90~92 ℃时,放入一平底耐热容器中,使供试品厚度达到 12 mm±1 mm,放冷至较规定的熔点上限高 8~10 ℃;取刻度为 0.2 ℃、水银球长 18~28 mm、直径 5~6 mm 的温度计(其上部预先套上软木塞,在塞子边缘开一小槽),使冷至 5 ℃后,擦干并小心地将温度计汞球部垂直插入上述熔融的供试品中,直至碰到容器的底部(浸没 12 mm),随即取出,直立悬置,俟黏附在温度计汞球部的供试品表面浑浊,将温度计浸入 16 ℃以下的水中 5 分钟,取出,再将温度计插入一外径约 25 mm、长 150 mm 的试管中,塞紧,使温度计悬于其中,并使温度计汞球部的底端距试管底部约为 15 mm;将试管浸入约 16 ℃的水浴中,调节试管的高度使温度计上分浸线同水面相平;加热使水浴温度以每分钟 2 ℃的速率升至 38 ℃,再以每分钟 1 ℃的速率升温至供试品的第一滴脱离温度计为止;检读温度计上显示的温度,即可作为供试品的近似熔点。再取供试品,照前法反复测定数次;如前后 3 次测得的熔点相差不超过 1 ℃,可取 3 次的平均值作为供试品的熔点;如 3 次测得的熔点相差超过 1 ℃时,可再测定 2 次,并取 5 次的平均值作为供试品的熔点。

0622 折光率测定法

光线自一种透明介质进入另一透明介质时,由于光线在两种介质中的传播速度不同,使光线在两种介质的平滑界面上发生折射。常用的折光率系指光线在空气中进行的速度与在供试品中进行速度的比值。根据折射定律,折光率是光线入射角的正弦与折射角的正弦的比值,即

$$n = \frac{\sin i}{\sin r}$$

式中:n——折光率;

$\sin i$——光线的入射角的正弦;

$\sin r$——光线的折射角的正弦。

物质的折光率因温度或入射光波长的不同而改变,透光物质的温度升高,折光率变小;入射光的波长越短,折光率越大。折光率以 n_D^t 表示,D 为钠光谱的 D 线,t 为测定时的温度。测定折光率可以区别不同的油类或检查某些药品的纯杂程度。

本法系采用钠光谱的 D 线(589.3 nm)测定供试品相对于空气的折光率(如用阿贝折光计,可用白光光源),除另有规定外,供试品温度为 20 ℃。

测定用的折光计须能读数至 0.000 1,测量范围 1.3～1.7,如用阿贝折光计或与其相当的仪器,测定时应调节温度至 20 ℃±0.5 ℃(或各品种项下规定的温度),测量后再重复读数 2 次,3 次读数的平均值即为供试品的折光率。

测定前,折光计读数应使用校正用棱镜或水进行校正,水的折光率 20 ℃时为 1.333 0,25 ℃时为 1.332 5,40 ℃时为 1.330 5。

通则 0402 红外分光光度法

红外分光光度法是在 4 000～400 cm^{-1} 波数范围内测定物质的吸收光谱,用于化合物的鉴别、检查或含量测定的方法。除部分光学异构体及长链烷烃同系物外,几乎没有两个化合物具有相同的红外光谱,据此可以对化合物进行定性和结构分析;化合物对红外辐射的吸收程度与其浓度的关系符合朗伯-比尔定律,是红外分光光度法定量分析的依据。

仪器及其校正

可使用傅里叶变换红外光谱仪或色散型红外分光光度计。用聚苯乙烯薄膜(厚度约为 0.04 mm)校正仪器,绘制其光谱图,用 3 027 cm^{-1},2 851 cm^{-1},1 601 cm^{-1},1 028 cm^{-1},

907 cm^{-1}处的吸收峰对仪器的波数进行校正。傅里叶变换红外光谱仪在 3 000 cm^{-1}附近的波数误差应不大于±5 cm^{-1},在 1 000 cm^{-1}附近的波数误差应不大于±1 cm^{-1}。

用聚苯乙烯薄膜校正时,仪器的分辨率要求在 3 110～2 850 cm^{-1}范围内应能清晰地分辨出 7 个峰,峰 2 851 cm^{-1}与谷 2 870 cm^{-1}之间的分辨深度不小于18％透光率,峰 1 583 cm^{-1}与谷 1 589 cm^{-1}之间的分辨深度不小于12％透光率。仪器的标称分辨率,除另有规定外,应不低于 2 cm^{-1}。

供试品的制备及测定

通常采用压片法、糊法、膜法、溶液法和气体吸收法等进行测定。对于吸收特别强烈或不透明表面上的覆盖物等供试品,可采用如衰减全反射、漫反射和发射等红外光谱方法。对于极微量或需微区分析的供试品,可采用显微红外光谱方法测定。

1. 原料药鉴别　除另有规定外,应按照国家《中国药典》委员会编订的《药品红外光谱集》各卷收载的各光谱图所规定的方法制备样品。具体操作技术参见《药品红外光谱集》的说明。

采用固体制样技术时,最常碰到的问题是多晶现象,固体样品的晶型不同,其红外光谱往往也会产生差异。当供试品的实测光谱与《药品红外光谱集》所收载的标准光谱不一致时,在排除各种可能影响光谱的外在或人为因素后,应按该药品光谱图中备注的方法或各品种项下规定的方法进行预处理,再绘制光谱,比对。如未规定该品种供药用的晶型或预处理方法,则可使用对照品,并采用适当的溶剂对供试品和对照品在相同的条件下同时进行重结晶,然后依法绘制光谱,比对。如已规定特定的药用晶型,则应采用相应晶型的对照品依法比对。

当采用固体制样技术不能满足鉴别需要时,可改用溶液法绘制光谱后与对照品在相同条件下绘制的光谱进行比对。

2. 制剂鉴别　品种鉴别项下应明确规定制剂的前处理方法,通常采用溶剂提取法。提取时应选择适宜的溶剂,以尽可能减少辅料的干扰,避免导致可能的晶型转变。提取的样品再经适当干燥后依法进行红外光谱鉴别。

3. 多组分原料药鉴别　不能采用全光谱比对,可借鉴【附注】"2(3)"的方法,选择主要成分的若干个特征谱带,用于组成相对稳定的多组分原料药的鉴别。

4. 晶型、异构体限度检查或含量测定　供试品制备和具体测定方法均按各品种项下有关规定操作。

【附注】

1. 各品种项下规定"应与对照的图谱(光谱集××图)一致",系指《药品红外光谱集》各卷所载的图谱。同一化合物的图谱若在不同卷上均有收载时,则以后卷所载的图谱为准。

2. 药物制剂经提取处理并依法绘制光谱,比对时应注意以下四种情况:

(1) 辅料无干扰,待测成分的晶型不变化,此时可直接与原料药的标准光谱进行比对。

(2) 辅料无干扰,但待测成分的晶型有变化,此种情况可用对照品经同法处理后的光谱比对。

(3) 待测成分的晶型无变化,而辅料存在不同程度的干扰,此时可参照原料药的标准光谱,在指纹区内选择 3~5 个不受辅料干扰的待测成分的特征谱带作为鉴别的依据。鉴别时,实测谱带的波数误差应小于规定值的 ±5 cm^{-1}(0.5%)。

(4) 待测成分的晶型有变化,辅料也存在干扰,此种情况一般不宜采用红外光谱鉴别。

3. 由于各种型号的仪器性能不同,供试品制备时研磨程度的差异或吸水程度不同等原因,均会影响光谱的形状。因此,进行光谱比对时,应考虑各种因素可能造成的影响。

预习报告

问题：

1. 除以上的鉴别试验检查项目,还有哪些常见的一般鉴别试验检查项目?

_____

_____

_____

2. 铁盐又分为亚铁盐和铁盐,请问二者的一般鉴别试验检查项目有什么异同?

_____

_____

_____

3. 关于熔点的测定,《中国药典》规定有几种方法? 分别适合怎样的分析对象?

_____

_____

_____

_____

4. 影响折光率的因素有哪些? 怎样减少测量误差?

_____

_____

_____

_____

任务二　常用性状检查与一般鉴别试验

一、实训目的

1. 熟悉性状与鉴别的常用检查方法。
2. 掌握原始记录的规范书写。

二、实训原理

利用药物的分子结构,采用化学、物理化学或生物学方法判断药物的真伪。

药品质量标准的性状项下主要有:药物的外观、聚集状态、色泽、臭、味,在空气中的稳定性,以及物理常数等。

三、实训器材

_____

_____

_____

四、实训步骤

1. 性状　取对乙酰氨基酚片、硫酸阿托品片适量,观察并记录结果。

2. 鉴别

(1) 对乙酰氨基酚

取本品的细粉适量(约相当于对乙酰氨基酚 0.5 g),用乙醇 20 ml 分次研磨使对乙酰氨基酚溶解,滤过,合并滤液,蒸干得残渣。

① 取残渣适量,用水溶解,加三氯化铁试液,即显蓝紫色。

② 取残渣约 0.1 g,加稀盐酸 5 ml,置水浴中加热 40 分钟,放冷;取 0.5 ml,滴加亚硝酸钠试液 5 滴,摇匀,用水 3 ml 稀释后,加碱性 β-萘酚试液 2 ml,振摇,即显红色。

(2) 硫酸阿托品

① 取本品的细粉适量(约相当于硫酸阿托品 1 mg),置分液漏斗中,加氨试液约 5 ml,混

匀,用乙醚 10 ml 振摇提取后,分取乙醚层,置白瓷皿中,挥尽乙醚后,残渣显托烷生物碱类的鉴别反应。

② 本品的水溶液显硫酸盐的鉴别反应。

一般鉴别试验:

Ⅰ. 托烷生物碱类

取供试品约 10 mg,加发烟硝酸 5 滴,置水浴上蒸干,得黄色的残渣,放冷,加乙醇 2～3 滴湿润,加固体氢氧化钾一小粒,即显深紫色。

Ⅱ. 硫酸盐

a. 取供试品溶液,滴加氯化钡试液,即生成白色沉淀;分离,沉淀在盐酸或硝酸中均不溶解。

b. 取供试品溶液,滴加醋酸铅试液,即生成白色沉淀;分离,沉淀在醋酸铵试液或氢氧化钠试液中溶解。

五、注意事项

1. 对乙酰氨基酚水浴加热时间应足够,以使其充分水解。

2. 分液漏斗操作前应注意检漏,操作中应注意放气。

实训原始记录

_____年____月____日 室温:_____℃ 相对湿度:_____%

【性状】

1. 对乙酰氨基酚片:本品为_____

2. 硫酸阿托品片:本品为_____

3.《中国药典》(2020年版)规定:

对乙酰氨基酚片:本品为白色片、薄膜衣或明胶包衣片,除去包衣后显白色。

硫酸阿托品片:本品为白色片。

4. 结果:_____规定。

【鉴别】

1. 对乙酰氨基酚片显① _____;显② _____。

2. 硫酸阿托品片显① _____;

② a. _____;

b. _____。

3.《中国药典》(2020年版)规定:

对乙酰氨基酚片:① 显蓝紫色;② 显红色。

硫酸阿托品片:① 显深紫色;② a. 白色沉淀,沉淀在盐酸或硝酸中均不溶解;

b. 白色沉淀,沉淀在醋酸铵试液或氢氧化钠试液中溶解。

4. 结果:_____规定。

任务三　测定药物熔点

一、实训目的

1. 熟悉药物熔点测定的方法。

2. 掌握原始记录的规范书写。

3. 了解物理常数测定的检查项目与意义。

二、实训原理

药物的熔点是指药物由固态变为液态的温度,在有机化学、药物化学领域中,熔点测定是辨别药物的基本手段,也是检查药物纯度的重要手段。严格地说,所谓熔点指的是在大气压力下化合物的固-液两相达到平衡时的温度。通常纯的有机化合物或原料药物都具有确定的熔点,而且从固体初熔到全熔的温度范围(称熔程或熔距)很窄,一般不超过 $0.5\sim1$ ℃。但是,如果样品中还有杂质,就会导致熔点下降、熔程变宽。因此,通过测定熔点,观察熔距,可以很方便地鉴别未知物,并判断其纯度。显然,这一性质可用来鉴别两种具有相近或相同熔点的化合物究竟是否为同一化合物,也可以鉴别药物的纯度,是鉴别药物纯度的简便方法之一。

三、实训器材

_____

_____

_____

四、实训步骤

1. 装样

将熔点毛细管倒插入事先干燥好的样品(尿素、苯甲酸及二者混合物)中,样品填充高度为 $2\sim3$ mm。

2. 打开熔点仪

打开自动熔点仪电源开关,设定初熔点、终熔点、升温速度等参数(图3-1)。

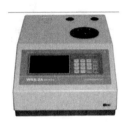

图3-1　自动熔点仪

3. 测熔点

将自动熔点仪加热块加热至较规定的熔点低限约低10 ℃时,将装有供试品的毛细管依次插入加热块中,继续加热,调节升温速率为每分钟上升1.0~1.5 ℃,重复测定3次,取其平均值,记录数据。

尿素的熔点(通则0612)为132~135 ℃、苯甲酸的熔点(通则0612)为121~124.5 ℃。

五、注意事项

1. 加热速度

(1) 已知样:开始升温速度可快些(5~8 ℃/min),距熔点10~15 ℃时,升温速度1~2 ℃/min,愈接近熔点,升温速度愈慢,以0.5~1 ℃/min为宜。

(2) 混合样:至少要测3次。第一次以5 ℃/min左右的升温速度粗测,可得到一个近似的熔点;第二次与第三次开始时升温速度可快些,待达到比近似熔点低10 ℃时,改用小火,使温度以0.5~1 ℃/min的速度缓慢而均匀地上升。

2. 熔点的记录

记录熔点管中刚有小滴液体出现(即初熔温度)和样品恰好完全熔融(即全熔温度)这两个温度点的读数。不能取初熔温度到全熔温度的平均值,例如:熔程为123~125 ℃,不可记录为124 ℃。

实训原始记录

_____年____月____日　　室温:_____℃　　相对湿度:_____%

测定熔点

1. 数据

药物	熔点测量值			
	1	2	3	平均值
尿素				
苯甲酸				
混合物				

2.《中国药典》(2020 年版)规定:

尿素的熔点(通则 0612)为 132～135 ℃、苯甲酸的熔点(通则 0612)为 121～124.5 ℃。

3. 结果:_____规定。

任务四 测定药物折光率

一、实训目的

1. 熟悉药物折光率的测定方法。

2. 掌握原始记录的规范书写。

3. 了解物理常数测定的检查项目与意义。

二、实训原理

折光率系指光线在空气中行进的速度与在供试品中行进速度的比值。根据折射定律，折光率是光线入射角 i 的正弦与折射角 r 的正弦的比值，即：

$$n = \frac{\sin i}{\sin r}$$

其中，$\sin i$ 为光线的入射角的正弦，$\sin r$ 为光线的折射角的正弦（图 3-2）。

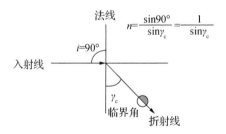

图 3-2 阿贝折光计的原理

折光计测定折光率的原理：小于 r_c 的区域构成亮区；大于 r_c 成为暗区，视野中显示一半受光，另一半不受光，形成明暗各半的现象。根据测得的临界角 r_c，算出折光率 n。

测定折光率可以区别不同的油类或检查某些药品的纯杂程度。

三、实训器材

_____

_____

_____

四、实训步骤

1. 仪器的校正

折光计的校正,一般用水为校正标准,20 ℃时折光率为 1.333 0。

(1) 棱镜的清洗:松开旋锁钮,用擦镜纸分别蘸取乙醚、蒸馏水,轻拭上下棱镜的镜面。

(2) 加入蒸馏水样:待镜面干燥后,用橡皮头滴管滴加 20 ℃的蒸馏水 2～3 滴于棱镜的镜面上,闭合上下棱镜,旋紧锁钮。

(3) 对光:打开底座上的小反光镜,调节棱镜转动手轮至最小刻度,从目镜观察,使视野中最亮。调节目镜,使视野内十字交叉最清晰。

(4) 粗调:旋转折射率调节旋钮,使刻度盘标尺上的示值逐渐增大,直至观察到视野中出现彩色光带或黑白临界线为止。

(5) 消色散:旋转色差调节旋钮,使视野内虹彩消失并成为清晰的黑白明暗临界线。

(6) 校正:在 20 ℃时,旋转折射率调节旋钮,使刻度盘示值恰好在 1.333 0,然后用钥匙插入目镜筒旁“折射率校正旋钮”的小方孔内轻轻转动螺丝,直至视野内明暗临界线恰好位于十字交叉点即成。

2. 供试液的测定

(1) 将已校正好的折光计,用滤纸吸干水分,再用擦镜纸蘸取乙醚,轻拭上下棱镜面。

(2) 待乙醚挥发后用橡皮头吸管,滴 2～3 滴供试液在棱镜的镜面上,合紧棱镜,同上校正法操作,调节视野内明暗临界线恰好位于十字交叉点上。

(3) 读取标尺上的示值,并记下测定时的温度,即为该温度时供试液的折光率。

(4) 测定完毕后,随即用滤纸条吸去供试液,然后滴加水于棱镜上,再用滤纸条吸干,反复洗涤三次,最后用擦镜纸轻轻擦拭干净。

五、注意事项

1. 测定标准溶液或供试液的折光率时,每份实验需要三次读数,三次读数相差不能大于 0.000 2,取其平均值为测定的折光率。

2. 因温度对折光率有影响,故测定时最好采用恒温水浴装置。如恒温水浴温度为 20 ℃,则测定时可不用测同温度水的折光率。

3. 影响折光率的因素

① 温度:温度升高,折光率变小。

② 入射光波长:波长越短,折光率越大。

③ 折光率以 n_D^t 表示,D 为钠光谱的 D 线,t 为测定时的温度。

实训原始记录

_____年____月____日　　室温：_____℃　　相对湿度：_____％

1. 记录原始数据：$n_1 =$ _____；$n_2 =$ _____；$n_3 =$ _____；$n_{平均} =$ _____。

2. 《中国药典》(2020 年版)规定：维生素 K_1 的折光率(通则 0622)为 1.525～1.528。

3. 结果：_____规定。

任务五　测定药物红外光谱图

一、实训目的

1. 掌握红外光谱分析固体样品的制备技术。
2. 熟悉如何根据红外光谱识别官能团，了解苯甲酸的红外光谱图。

二、实训原理

将连续改变频率的红外光照射样品时，样品分子中某个基团的振动频率和外界红外辐射的频率一致，且分子的偶极距发生了改变，才产生红外吸收。通过红外光照射前后，在一些波长范围内变弱（被吸收），在另一些范围内则较强（不吸收），由光学信号转换成数字信号得到有机化合物谱图。

红外吸收光谱分为三个区域：

近红外($0.75 \sim 2.5 \ \mu m$，$13\ 330 \sim 4\ 000 \ cm^{-1}$)

中红外($2.5 \sim 25 \ \mu m$，$4\ 000 \sim 400 \ cm^{-1}$)

远红外($25 \sim 300 \ \mu m$，$400 \sim 30 \ cm^{-1}$)

有机物大部分基团的振动频率出现在 $2.5 \sim 25 \ \mu m$($4\ 000 \sim 400 \ cm^{-1}$)的中红外区，因此红外光谱通常指中红外光谱。

气体、液体、固体样品均可以测定，测定所需样品量少（毫克级），不破坏样品，可以回收。

KBr 压片法广泛用于红外定性分析和结构分析，通过称量压片质量也可方便地用于常量组分的定量分析。将固体样品与卤化碱（通常是 KBr）混合研细，并压成透明片状，然后放到红外光谱仪上进行分析，这种方法就是压片法。压片法所用的碱金属的卤化物应尽可能的纯净和干燥，试剂纯度一般应达到分析纯，可以用的卤化物有 NaCl、KCl、KBr、KI 等。由于 NaCl 的晶格能较大，不易压成透明薄片，而 KI 又不易精制，因此大多采用 KBr 或者 KCl 做样品载体。制备 KBr 压片时，应取约 2 mg 样品研磨，然后与 $100 \sim 200$ mg 干燥 KBr 粉末充分混合，并再次研磨 $1 \sim 2$ 分钟，研磨时间将对最终的光谱外观有显著影响。再转入合适的模具中，使之分布均匀，抽真空下压成透明薄片。装入压片夹以 KBr 空白压片作参比扫描红外光谱。查谱线索引找出标准谱图对照谱峰位置、形状和相对强度进行鉴定。

三、实训器材

_____

_____

_____

四、实训步骤

1. 仪器的准备工作

（1）检查仪器后依次开启红外系统主机、显示器、计算机的电源开关（开机时样品室内不得放置任何物件）（图3-3）。

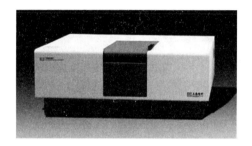

图3-3　TJ270-30型红外光谱仪

（2）打开"TJ270应用程序"，进行系统自检和初始化（图3-4）。

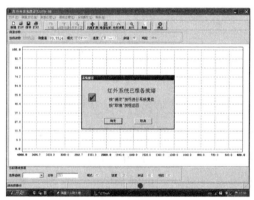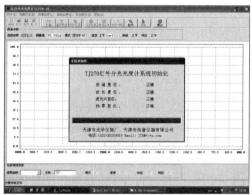

图3-4　仪器系统进行自检和初始化

（3）点击"参数设置"设置参数（图3-5），依次选择：透过率模式、扫描速度正常、狭缝宽度正常、响应时间正常、X轴为4 000～400、Y轴为0～102（可根据预实验结果作适当调整）、连续扫描方式、次数是1次。

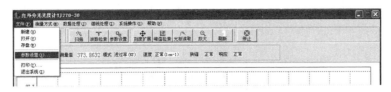

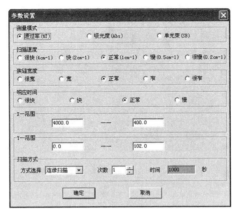

图3-5　设置仪器试验参数

（4）按 F2 键校准系统（0％和100％）（图3-6）。

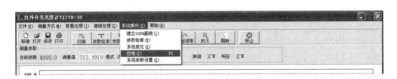

图3-6　校准系统

2. 压制空白片和样品片

（1）在玛瑙研钵中分别研磨 KBr 和苯甲酸至 2 μm 细粉,放入称量瓶中,然后置于烘箱中烘 4～5 h（图3-7）;烘干后的样品置于干燥器中待用。

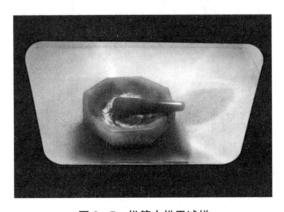

图3-7　烘箱中烘干试样

（2）取 2 mg 的干燥苯甲酸和 200 mg 的干燥 KBr，按照等量递增的原则倒入玛瑙研钵中进行研磨直至混合均匀（图 3-8）。

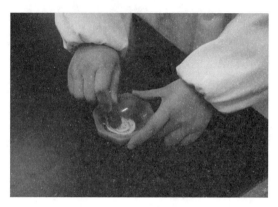

图 3-8　研磨混合样品

（3）戴上手套或指套，从干燥箱中取出备用的压片模具、漏斗（压片机见图 3-9），将模腔装在底座上，底模装入模腔（注意抛光面向上），用漏斗转入 200 mg 样品于模心，防止粉末附着在模心的边缘，还应用干刮刀将模具中的样品刮平，并使其中心略高出，然后将柱塞轻轻地放在样品上转动两三次以使样品分布均匀，再将柱塞极缓慢地取出，随后将顶模面轻轻放入模心（抛光面向下），将柱塞置于其上，并在柱塞进入模腔的部位套以 O 型橡皮圈加以真空密封（图 3-10）。

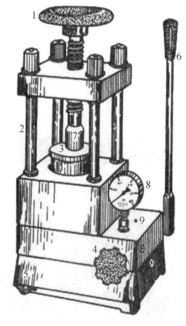

图 3-9　压片机示意图

1. 压力杆手轮　2. 立柱　3. 工作台垫板　4. 放油阀
5. 基座　6. 压把　7. 压模　8. 压力表　9. 注油口

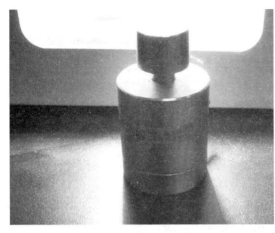
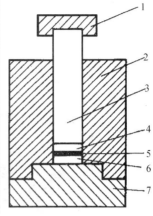

图 3-10 压片的模具实物及示意图

1. 压杆帽 2. 压模体 3. 压杆 4. 顶模片
5. 试样 6. 底模片 7. 底座

(4) 将模具与真空管路连接,装在液压机柱塞间,抽真空 2 分钟,拧出液压机通气螺丝,关闭释气阀,然后缓缓泵压至 20 MPa 保持 5 分钟(图 3-11),切断真空源并用双手开启释气阀将压力极其缓慢而均匀地撤出。除去模具底座,小心倒置模具(防止柱塞掉下),套上脱模圈,用液压机将压片轻轻推出模心。

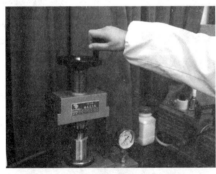

固定、压紧模具

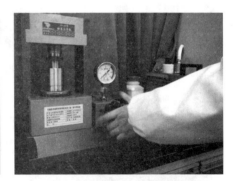

关闭液压油路阀门

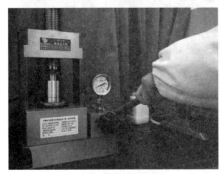

按压压杆加压

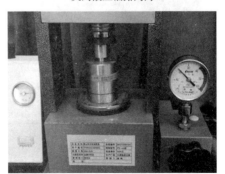

维持压力 20 MPa 5 分钟

图 3-11 压片过程

3. 测定样品的红外光谱图

（1）用小刀片和镊子揭取压片，装入称量瓶中，放在干燥箱中备用（图3-12）。

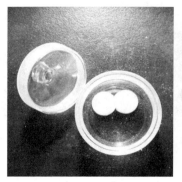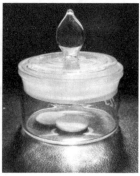

图 3-12　压制好的 KBr 片

（2）将压制好的 KBr 片装入压片架上（图3-13），放入样品室（图3-14）。

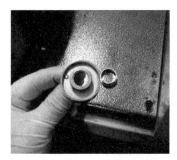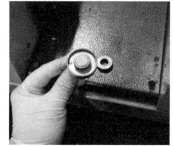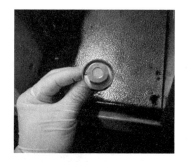

图 3-13　将 KBr 片装入压片架上

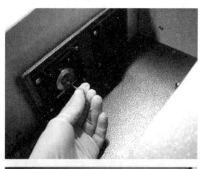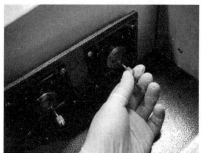
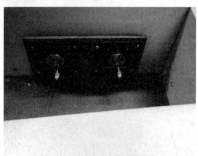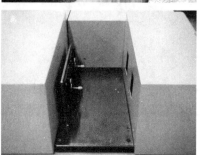

图 3-14　压片架放入红外光谱仪样品室

（3）以 KBr 空白片（同上制备）为参比装入红外样品光路,即可扫描测定样品的红外光谱图（图 3-15）。

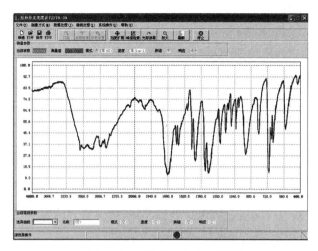

图 3-15　测绘样品红外光谱图

4. 数据处理

（1）解析苯甲酸红外谱图中的各官能团的特征吸收峰,并作出标记。

（2）将未知化合物的各个官能团区的峰位列表,并根据其他实训数据,指出未知化合物的可能结构。

由于氢键的作用,苯甲酸通常以二分子缔合体的形式存在。只有在测定气态样品或非极性溶剂的稀溶液时,才能看到游离态苯甲酸的特征吸收。用固体压片法得到的红外光谱中显示的是苯甲酸二分子缔合体的特征,在 $2\,400\sim3\,000\ \text{cm}^{-1}$ 处是 O—H 伸展振动峰,峰宽且散,由于受氢键和芳环共轭两方面的影响,苯甲酸缔合体的 C=O 伸缩振动吸收位移到 $1\,700\sim1\,800\ \text{cm}^{-1}$ 区（而游离 C=O 伸展振动吸收是在 $1\,710\sim1\,730\ \text{cm}^{-1}$ 区,苯环上的 C=C 伸展振动吸收出现在 $1\,480\sim1\,500\ \text{cm}^{-1}$ 和 $1\,590\sim1\,610\ \text{cm}^{-1}$）,这两个峰是鉴别有无芳核存在的标志之一,一般后者峰较弱,前者峰较强。

由苯甲酸分子结构可知,分子中各原子基团的基频峰的频率在 $4\,000\sim650\ \text{cm}^{-1}$ 范围内如表 3-1 所示。

表 3-1　分子中各原子基团的基频峰的频率

原子基团的基本振动形式	基频峰的频率/cm^{-1}
$\upsilon_{\text{C—H}}$（Ar 上）	3 077,3 012
$\upsilon_{\text{C=C}}$（Ar 上）	1 600,1 582,1 495,1 450
$\delta_{\text{C—H}}$（Ar 上邻接五氯）	715,690

原子基团的基本振动形式	基频峰的频率/cm^{-1}
υ_{O-H}(形成氢键二聚体)	3 000～2 500(多重峰)
δ_{O-H}	935
$\upsilon_{C=O}$	1 400
δ_{C-O-H}(面内弯曲振动)	1 250

五、注意事项

1. KBr 在 7 500 kg/cm^2 压力下易形成透明的晶片，其背景吸收很小，且无吸收选择性，在 1 000 cm^{-1} 反射损失为 8.5%，可在 4 000～400 cm^{-1} 范围内用作压片基质，但它易吸湿(20 ℃的水溶度为 70 g/100 g)，必须充分干燥，尽量减少水分的影响(在整个中红外区均有强烈的水分吸收，潮湿还会造成不平和粗糙的表面)，可在 200 ℃干燥数小时后保存在分子筛干燥器内，最好研细至直径 2 μm 左右，量出标准重量放入一些小容器中以备随时使用。

2. 为避免出现散射导致谱带轮廓的不对称，应使 KBr 与样品颗粒小于所测的红外辐射波长(粗颗粒会在压片中形成白点，研磨时间过长样片变白)。

3. 样品与 KBr 应混合均匀以免散射使高波数端基线抬高。

4. 为防止压片的龟裂现象，压片时应先抽气至 1～2 mmHg 柱，保持 1～2 分钟后极其缓慢地均匀地降压，除去底座倒置后套上顶圈，用压力机将压片轻轻推出模心，将模具加热可给脱模带来方便，并减少了压片起雾的危险，而用一块橡皮垫在模具之下，使之与底模相接触，当压片离开模腔时，可防止横向与垂直方向应力突然同时消除；使用纸圈也可有效地防止压片龟裂，还可以用于不足 1 mg 样品的分析。

5. 当压片制成备用时，在外观上应当是透明的，或更可能是均匀半透明或是乳白色的。样品与 KBr 混合不充分，压力太低或除气不够会导致透明度差。质地不匀或有分层通常是压制时粉末在模具中分布不均匀的结果。

6. 模具的各部件使用之后，应用热水冲洗，待其充分干燥后在稍高的温度(室温＋10 ℃)下保存备用。KBr 对钢制模具的平滑表面有极强的腐蚀性，而且 KBr 的玻璃状附着物很难用眼睛检查出来。因此，在每次日常工作之后的常规冲洗是一项有效的防护措施。

实训原始记录

_____年____月____日 室温:_____℃ 相对湿度:_____%

1. 记录原始数据:m_1(苯甲酸)=_____;m_2(溴化钾)=_____。

2. 《中国药典》(2020 年版)规定:

   本品的红外光吸收图谱应与对照图谱(光谱集 233 图)一致。

3. 结果:_____规定。

任务六　自主设计练习

查阅《中国药典》(2020 年版)，自主完成苯巴比妥的鉴别试验实训设计。

一、实训器材

_____

_____

_____

二、实训步骤

1. _____

_____

_____

2. _____

_____

_____

3. _____

_____

_____

4. _____

_____

_____

（黄　平、郏枝花）

项目四　葡萄糖的杂质检查

药物的杂质是指药物中存在的无治疗作用或者影响药物的稳定性、疗效,甚至对人体健康有害的物质。在药物的研发、生产、贮存和临床应用等方面,必须保持药物的纯度,降低药物的杂质,这样才能保证药物的有效性和安全性。药物中含有的杂质是影响药物纯度的主要因素,如药物中含有超过限量的杂质,就有可能使理化常数变动,外观性状产生变异,并影响药物的稳定性;杂质增多也必然使药物的含量偏低或活性降低,毒副作用显著增加。因此,药物的杂质检查是控制药物纯度、提高药品质量的一个非常重要的环节。

任务一　预习

《中国药典》(2020年版)

葡萄糖

Putaotang

Glucose

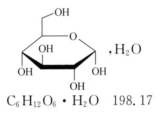

C₆H₁₂O₆ · H₂O　198.17

$C_6H_{12}O_6 \cdot H_2O$　198.17

本品为 D-(＋)-吡喃葡萄糖一水合物。

【性状】本品为无色结晶或白色结晶性或颗粒性粉末;无臭,味甜。

本品在水中易溶,在乙醇中微溶。

比旋度　取本品约10 g,精密称定,置100 ml量瓶中,加水适量与氨试液0.2 ml,溶解后,用水稀释至刻度,摇匀,放置10分钟,在25 ℃时,依法测定(通则0621),比旋度为＋52.6°至＋53.2°。

【鉴别】

(1)取本品约0.2 g,加水5 ml溶解后,缓缓滴入微温的碱性酒石酸铜试液中,即生成氧化亚铜的红色沉淀。

(2)取干燥失重项下的本品适量,依法测定,本品的红外光吸收图谱应与对照的图谱(光谱集702图)一致。

【检查】

酸度　取本品2.0 g,加水20 ml溶解后,加酚酞指示液3滴与氢氧化钠滴定液(0.02 mol/L)0.20 ml,应显粉红色。

溶液的澄清度与颜色　取本品5.0 g,加热水溶解后,放冷,用水稀释至10 ml,溶液应澄清无色；如显浑浊，与 1 号浊度标准液（通则 0902 第一法）比较，不得更浓；如显色，与对照品溶液（取比色用氯化钴液 3.0 ml、比色用重铬酸钾液 3.0 ml 与比色用硫酸铜液 6.0 ml，加水稀释成 50 ml）1.0 ml 加水稀释至 10 ml 比较，不得更深。

乙醇溶液的澄清度 取本品 1.0 g，加乙醇 20 ml，置水浴上加热回流约 40 分钟，溶液应澄清。

氯化物 取本品 0.60 g，依法检查（通则 0801），与标准氯化钠溶液 6.0 ml 制成的对照品溶液比较，不得更浓（0.01%）。

硫酸盐 取本品 2.0 g，依法检查（通则 0802），与标准硫酸钾溶液 2.0 ml 制成的对照品溶液比较，不得更浓（0.01%）。

亚硫酸盐与可溶性淀粉 取本品 1.0 g，加水 10 ml 溶解后，加碘试液 1 滴，应即显黄色。

干燥失重 取本品，在 105 ℃干燥至恒重，减失重量为 7.5%～9.5%（通则 0831）。

炽灼残渣 不得过 0.1%（通则 0841）。

蛋白质 取本品 1.0 g，加水 10 ml 溶解后，加磺基水杨酸溶液（1→5）3 ml，不得发生沉淀。

钡盐 取本品 2.0 g，加水 20 ml 溶解后，溶液分成两等份，一份中加稀硫酸 1 ml，另一份中加水 1 ml，摇匀，放置 15 分钟，两液均应澄清。

钙盐 取本品 1.0 g，加水 10 ml 溶解后，加氨试液 1 ml 与草酸铵试液 5 ml，摇匀，放置 1 小时，如发生浑浊，与标准钙溶液［精密称取碳酸钙 0.125 0 g，置 500 ml 量瓶中，加水 5 ml 与盐酸 0.5 ml 使溶解，用水稀释至刻度，摇匀。每 1 ml 相当于 0.1mg 的钙（Ca）］1.0 ml 制成的对照品溶液比较，不得更浓（0.01%）。

铁盐 取本品 2.0 g，加水 20 ml 溶解后，加硝酸 3 滴，缓慢煮沸 5 分钟，放冷，用水稀释制成 45 ml，加硫氰酸铵溶液（30→100）3.0 ml，摇匀，如显色，与标准铁溶液 2.0 ml 用同一方法制成的对照品溶液比较，不得更深（0.001%）。

重金属 取本品 4.0 g，加水 23 ml 溶解后，加醋酸盐缓冲液（pH 3.5）2 ml，依法检查（通则 0821 第一法），含重金属不得过百万分之五。

砷盐 取本品 2.0 g，加水 5 ml 溶解后，加稀硫酸 5 ml 与溴化钾溴试液 0.5 ml，置水浴上加热约 20 分钟，使保持稍过量的溴存在，必要时，再补加溴化钾溴试液适量，并随时补充蒸散的水分，放冷，加盐酸 5 ml 与水适量使成 28 ml，依法检查（通则 0822 第一法），应符合规定（0.000 1%）。

微生物限度 取本品 10 g，用 pH 7.0 无菌氯化钠-蛋白胨缓冲液制成 1∶10 的供试液。

需氧菌总数、霉菌和酵母菌总数 取供试液 1 ml，依法检查（通则 1105 平皿法），1 g 供试品中需氧菌总数不得过 1 000 cfu,霉菌和酵母菌总数不得过 100 cfu。

大肠埃希菌 取 1∶10 的供试液 10 ml,依法检查(通则 1106),1 g 供试品中不得检出。

【类别】营养药。

【贮藏】密封保存。

【制剂】(1)葡萄糖注射液;(2)葡萄糖粉剂;(3)葡萄糖氯化钠注射液;(4)复方乳酸钠葡萄糖注射液。

预习报告

问题：

1. 在氯化物检查、硫酸盐检查和重金属检查时,遇到有颜色的样品应该如何处理?

_____

_____

_____

2. 砷盐检查中加入醋酸铅棉花、酸性氯化亚锡和碘化钾的作用是什么?

_____

_____

_____

3. 使用对照法检查药物杂质时,有哪些注意事项?

_____

_____

_____

_____

4. 根据《中国药典》(2020 年版)药品质量标准,将本项目各实训任务中的实训器材补充完整,在此处列出主要实训器材,实训课中查缺补漏。

_____

_____

_____

_____

任务二　葡萄糖的杂质检查

一、实训目的

1. 掌握氯化物、硫酸盐、铁盐、重金属、砷盐及干燥失重的检查方法与操作技能。

2. 熟悉药物中一般杂质限量检查的方法和原理。

3. 熟悉葡萄糖中溶液的澄清度与颜色、乙醇溶液的澄清度、酸度、钙盐、钡盐及炽灼残渣的检查方法。

二、实训原理

杂质限量是指药物中杂质的最大允许量。杂质限量检查,就是检查杂质是否超过最大允许量。只要药物中杂质没有超过最大允许量,杂质的实际含量不必测出。比较常用的方法是对照法,即取一定量待检杂质对照品溶液与一定量供试品溶液在相同条件下处理后,比较结果,以确定杂质的含量是否超过杂质对照品溶液的量(限量)。测定应用时,要注意供试液的处理和对照品溶液的处理相互平行原则,以保证结果的可比性。

主要检查法的实训原理如下:

氯化物检查法:利用氯化物在硝酸酸性溶液中与硝酸银试液作用,生成的氯化银白色浑浊液,与一定量(限量)的标准氯化钠溶液在相同条件下生成的氯化银白色浑浊液比较,以判断供试品中的氯化物是否超过限量。

$$Ag^+ + Cl^- \longrightarrow AgCl \downarrow (白色)$$

硫酸盐检查法:利用硫酸盐在盐酸酸性溶液中与氯化钡试液作用,生成的硫酸钡白色浑浊液,与一定量(限量)的标准硫酸钾溶液在相同条件下生成的硫酸钡白色浑浊液比较,以判断供试品中的硫酸盐是否超过限量。

$$SO_4^{2-} + Ba^{2+} \longrightarrow BaSO_4 \downarrow (白色)$$

铁盐检查法:铁盐在盐酸酸性溶液中与硫氰酸盐生成红色可溶性的硫氰酸铁配位离子,与一定量标准铁溶液用同法处理后进行比色,以判断供试品中的铁盐是否超过限量。

$$Fe^{3+} + 6SCN^- \longrightarrow [Fe(SCN)_6]^{3-} (红色)$$

重金属检查法(第一法):硫代乙酰胺在弱酸性条件下,水解生成硫化氢,与药物中重金属离子反应,生成黄色至棕黑色的硫化物均匀混悬液,与一定量的标准 Pb^{2+} 在相同条件下反应生成的有色混悬液比色,以判断供试品中的重金属是否超过限量。

$$CH_3CSNH_2+H_2O \xrightarrow{pH=3.5} CH_3CONH_2+H_2S$$

$$H_2S+Pb^{2+} \xrightarrow{pH=3.5} PbS\downarrow+2H^+$$

砷盐检查法:利用金属锌与盐酸作用产生新生态氢,与供试品中微量亚砷酸盐反应生成挥发性的砷化氢,砷化氢与溴化汞试纸产生黄色、棕色或黑棕色的砷斑,与同一条件下标准砷溶液所产生的砷斑比较,以判断供试品中的砷盐是否超过限量。

$$As^{3+}+3Zn+3H^+\longrightarrow 3Zn^{2+}+AsH_3\uparrow$$

$$AsO_3^{3-}+3Zn+9H^+\longrightarrow 3Zn^{2+}+3H_2O+AsH_3\uparrow$$

$$AsO_4^{3-}+4Zn+11H^+\longrightarrow 4Zn^{2+}+4H_2O+AsH_3\uparrow$$

$$AsH_3+2HgBr_2\longrightarrow 2HBr+AsH(HgBr)_2\uparrow$$
$$\text{(黄色)}$$

$$AsH_3+3HgBr_2\longrightarrow 3HBr+AsH(HgBr)_3\uparrow$$
$$\text{(棕色)}$$

三、实训器材

_____

_____

_____

四、实训步骤

1. 氯化物检查

取本品 0.60 g,加水溶解使成 25 ml(溶液如显碱性,可滴加硝酸使成中性),再加稀硝酸 10 ml;溶液如不澄清,应滤过;置 50 ml 纳氏比色管中,加水使成约 40 ml,摇匀,即得供试品溶液(图 4-1)。

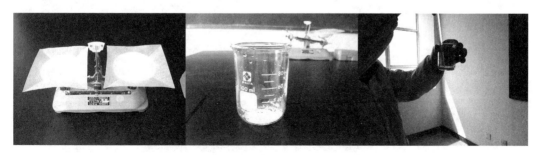

图 4-1　配制供试液

另取标准氯化钠溶液(每1 ml相当于10 μg的Cl⁻)6.0 ml,置50 ml纳氏比色管中,加稀硝酸10 ml,加水使成40 ml,即得对照品溶液。于供试品溶液与对照品溶液中,分别加入硝酸银试液1.0 ml,用水稀释使成50 ml,摇匀,在暗处放置5分钟,同置黑色背景上,从比色管上方向下观察,比较,供试品溶液管不得比对照品溶液管产生的白色浑浊更浓(0.01%)。

2. 硫酸盐检查

取本品2.0 g,加水溶解使成约40 ml(溶液如显碱性,可滴加盐酸使成中性);溶液如不澄清,应滤过;置50 ml纳氏比色管中,加稀盐酸2 ml,摇匀,即得供试品溶液。另取标准硫酸钾溶液(每1 ml相当于100 μg的SO_4^{2-})2.0 ml,置50 ml纳氏比色管中,加水使成约40 ml,加稀盐酸2 ml,摇匀,即得对照品溶液(图4-2)。

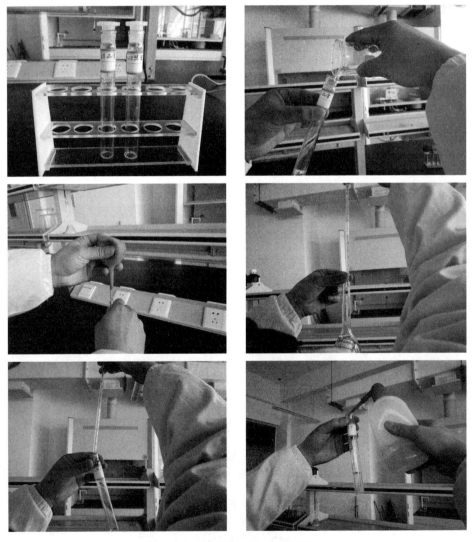

图4-2 配制供试液与对照品溶液

于供试品溶液与对照品溶液中,分别加入25%氯化钡溶液5 ml,用水稀释至50 ml,充分摇匀,放置10分钟,同置黑色背景上,从比色管上方向下观察,比较,供试品溶液管不得比对照品溶液管产生的白色浑浊更浓(0.01%)(图4-3)。

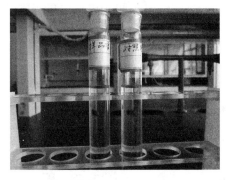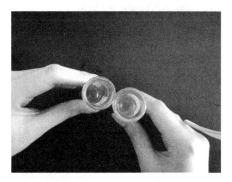

图4-3　硫酸盐检查结果

3. 铁盐检查

取本品2.0 g,加水20 ml溶解后,加硝酸3滴,缓慢煮沸5分钟,放冷,用水稀释制成45 ml,加硫氰酸铵溶液(30→100)3.0 ml,摇匀;如显色,与标准铁溶液(每1 ml相当于10 μg的Fe)2.0 ml用同一方法制成的对照品溶液比较,不得更深(0.001%)(图4-4)。

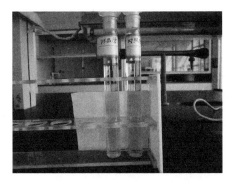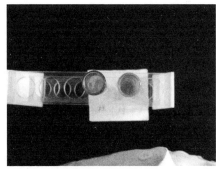

(图4-4彩图)

图4-4　铁盐检查结果

4. 重金属检查(第一法)

取25 ml纳氏比色管三支,甲管中加入标准铅溶液(每1 ml相当于10 μg的Pb)2 ml与醋酸盐缓冲液(pH 3.5)2 ml后,加水稀释成25 ml;乙管中加入本品4.0 g,加水适量溶解后,加醋酸盐缓冲液(pH 3.5)2 ml后,加水稀释成25 ml;丙管中加入本品4.0 g,加水适量溶解后,再加标准铅溶液2 ml与醋酸盐缓冲液(pH 3.5)2 ml后,加水稀释成25 ml;若供试品溶液带颜色,可在甲管中滴加少量的稀焦糖溶液或其他无干扰的有色溶液,使之与乙管、丙管一致;再在甲、乙、丙三管中分别加硫代乙酰胺试液各2 ml,摇匀,放置2分钟,同置白纸上,自上向下透视,当丙管中显出的颜色不浅于甲管时,乙管中显示的颜色与甲管比较,不得更深(0.000 5%)。

5. 砷盐检查(第一法)

检砷装置的准备:仪器装置如图4-5,测试时,取60 mg醋酸铅棉花撕成疏松状,每次少量用小玻棒轻而均匀地装入导气管C,装管高度为60～80 mm,再于旋塞D的顶端平面上放一片溴化汞试纸(试纸大小以能覆盖孔径而不露出平面外为宜),盖上旋塞盖E并旋紧,即得。

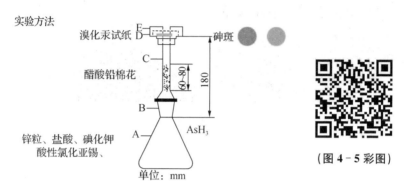

图4-5　砷盐检查第一法仪器装置

标准砷斑的制备:精密量取标准砷溶液(每1 ml相当于1 μg的As)2 ml,置A瓶中,加盐酸5 ml与水21 ml,再加碘化钾试液5 ml与酸性氯化亚锡试液5滴,在室温放置10分钟后,加锌粒2 g,立即将照上法装妥的导气管C密塞于A瓶上,并将A瓶置25～40 ℃水浴中,反应45分钟,取出溴化汞试纸,即得。

供试品砷斑检查:取本品2.0 g,加水5 ml溶解后,加稀硫酸5 ml与溴化钾溴试液0.5 ml,置水浴上加热约20分钟,使保持稍过量的溴存在,必要时,再补加溴化钾溴试液适量,并随时补充蒸散的水分,放冷,加盐酸5 ml与水适量使成28 ml,照以上标准砷斑的制备,自"再加碘化钾试液5 ml"起,依法操作,将生成的砷斑与标准砷斑比较,不得更深(0.000 1%)。

6. 干燥失重测定

取本品约1 g,置105 ℃干燥至恒重的扁形称量瓶中,精密称定。将供试品平铺于瓶底,厚度不可超过5 mm,瓶盖半开或将瓶盖取下,置称量瓶旁,放入恒温干燥箱内,调节温度至105 ℃(±2 ℃),干燥2～4小时。取出后迅速盖好瓶盖,置干燥器内放冷至室温,迅速精密称定(图4-6)。再于105 ℃(±2 ℃)恒温干燥箱中干燥至恒重,减失重量应为7.5%～9.5%。

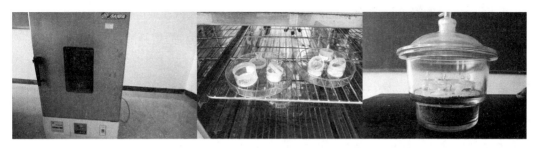

图 4 - 6　干燥失重测定

7. 酸度检查

取本品 2.0 g,加水 20 ml 溶解后,加酚酞指示液 3 滴与氢氧化钠滴定液(0.02 mol/L) 0.20 ml,应显粉红色。

8. 溶液的澄清度与颜色检查

取本品 5.0 g,加热水溶解后,放冷,用水稀释至 10 ml,溶液应澄清无色;如显浑浊,与 1 号浊度标准液比较,不得更浓。

(1)浊度标准贮备液的制备:称取于 105 ℃干燥至恒重的硫酸肼 1.00 g,置 100 ml 量瓶中,加水适量使溶解,必要时可在 40 ℃的水浴中温热溶解,并用水稀释至刻度,摇匀,放置 4~6 小时;取此溶液与等容量的 10%乌洛托品溶液混合,摇匀,于 25 ℃避光静置 24 小时,即得。该溶液置冷处避光保存,可在 2 个月内使用,用前摇匀。

(2)浊度标准原液的制备:取浊度标准贮备液 15.0 ml,置 1 000 ml 量瓶中,加水稀释至刻度,摇匀,取适量,置 1 cm 吸收池中,照紫外-可见分光光度法(通则 0401),在 550 nm 的波长处测定,其吸光度应在 0.12~0.15 范围内。该溶液应在 48 小时内使用,用前摇匀。

(3)浊度标准液的制备:取浊度标准原液与水,按表 4-1 配制,即得。浊度标准液应临用时制备,使用前充分摇匀。

表 4 - 1　浊度标准液的制备

级号	0.5	1	2	3	4
浊度标准原液/ml	2.50	5.0	10.0	30.0	50.0
水/ml	97.50	95.0	90.0	70.0	50.0

如显色,与对照品溶液(取比色用氯化钴液 3.0 ml,比色用重铬酸钾液 3.0 ml 与比色用硫酸铜液 6.0 ml,加水稀释成 50 ml)1.0 ml,加水稀释至 10 ml 比较,同在 25 ml 纳氏比色管中,并同置白色背景上,自上向下透视,或同置白色背景前,平视观察;供试品管呈现的颜色与对照管比较,不得更深。

9. 乙醇溶液的澄清度检查

取本品 1.0 g,加乙醇 20 ml,置水浴上加热回流约 40 分钟,溶液应澄清。

10. 炽灼残渣检查

取本品 1.0~2.0 g,置已炽灼至恒重的坩埚中(图 4-7),精密称定,缓缓炽灼至完全炭化,放冷,加硫酸 0.5~1 ml 使湿润,低温加热至硫酸蒸汽除尽后,在 700~800 ℃炽灼使完全灰化,移至干燥器内,放冷,精密称定后,再在 700~800 ℃下炽灼至恒重,不得过 0.1%。

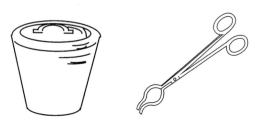

图 4-7 坩埚和坩埚钳

11. 钙盐检查

取本品 1.0 g,加水 10 ml 溶解后,加氨试液 1 ml 与草酸铵试液 5 ml,摇匀,放置 1 小时,如发生浑浊,与标准钙溶液[精密称取碳酸钙 0.125 0 g,置 500 ml 量瓶中,加水 5 ml 与盐酸 0.5 ml 使溶解,用水稀释至刻度,摇匀,每 1 ml 相当于 0.1 mg 的钙(Ca)]1.0 ml 制成的对照品溶液比较,不得更浓(0.01%)。

12. 钡盐检查

取本品 2.0 g,加水 20 ml 溶解后,溶液分成两等份,一份中加稀硫酸 1 ml,另一份中加水 1 ml,摇匀,放置 15 分钟,两液均应澄清。

13. 亚硫酸盐与可溶性淀粉

取本品 1.0 g,加水 10 ml 溶解后,加碘试液 1 滴,应即显黄色。

14. 蛋白质

取本品 1.0 g,加水 10 ml 溶解后,加磺基水杨酸溶液(1→5)3 ml,不得发生沉淀。

五、注意事项

1. 平行操作原则 一般杂质检查中绝大多数都采用对照法进行检查,在本次实训中,氯化物、硫酸盐、铁盐、重金属、砷盐及钙盐均采用对照法进行检查。对照法重在遵循平行操作原则,即供试管与对照管的实训条件应尽可能一致,包括实训用具的选择(如纳氏比色管应配对,刻度线高低相差≤2 mm),试剂与试液的量取方法与加入顺序,以及反应时间的长短等。

2. 使用过的纳氏比色管应及时清洗,注意不能用毛刷刷洗,可用重铬酸钾洗液浸泡。

3. 检查结果不符合规定或者在限度边缘时,应对供试管和对照管各复查两份,方可判定。

实训原始记录

_____年____月____日　室温:_____℃　相对湿度:_____％

1. 氯化物、硫酸盐、铁盐、重金属、砷盐检查

检测项目	供试品取样量/g	标准溶液取样量/ml	结果	《中国药典》(2020年版)规定
氯化物				与标准氯化钠溶液6.0 ml制成的对照品溶液比较,不得更浓
硫酸盐				与标准硫酸钾溶液2.0 ml制成的对照品溶液比较,不得更浓
铁盐				与标准铁溶液2.0 ml用同一方法制成的对照品溶液比较,不得更深
重金属				通则0821第一法应符合规定
砷盐				通则0822第一法应符合规定

2. 干燥失重测定

称量瓶重量:_____(g);供试品取样量:_____(g);

第一次干燥后称重:_____(g);第二次干燥后称重:_____(g);

减失重量:_____(g)。

《中国药典》(2020年版)规定:减失重量为7.5％～9.5％。

3. 酸度检查

供试品取样量:_____(g);结果:_____。

《中国药典》(2020年版)规定:滴加氢氧化钠滴定液(0.02 mol/L)0.20 ml,应显粉红色。

4. 结果:_____规定。

检验报告单

报告书编号：　　　　　　　　　　　　检品编号：

品　　名		规　　格	
批　　号		包　　装	
生产单位		效　　期	
送检单位		检品数量	
检验目的		收检日期	
检验项目		报告日期	
检验依据			
检验项目	标准规定		检验结果
【氯化物】			
【硫酸盐】			
【铁盐】			
【重金属】			
【砷盐】			
结　　论			

检验者		校对者		审核者	
日　期		日　　期		日　　期	

任务三　自主设计练习

查阅《中国药典》(2020 年版),自主完成杂质检查中硫化物、硒的检查法实训设计。

硫化物检查

一、实训器材

二、实训步骤

硒检查

一、实训器材

二、实训步骤

（郏枝花）

项目五　阿司匹林片质量分析

阿司匹林（aspirin）是一种历史悠久的解热镇痛药。早在 2 300 多年前,科学家就发现水杨柳树的树叶和树皮具有镇痛退热作用,直到 1899 年,才开始批量生产阿司匹林,把阿司匹林真正推向了医药市场。因此阿司匹林可以说是"百年经典,守护健康"。正是药物研究人员不断对一个药物进行研究和改进,才使得人们在疾病面前看到更多的希望。作为药学专业的学生,我们要学习他们的"工匠精神",无论从事什么岗位,都应该对自己的工作充满强烈的责任感、保持精益求精的态度。

任务一 预习

《中国药典》(2020 年版)

阿司匹林片

Asipilin Pian

Aspirin Tablets

本品含阿司匹林($C_9H_8O_4$)应为标示量的 $95.0\%\sim105.0\%$。

【性状】本品为白色片。

【鉴别】

(1) 取本品的细粉适量(约相当于阿司匹林 0.1 g),加水 10 ml,煮沸,放冷,加三氯化铁试液 1 滴,即显紫堇色。

(2) 在含量测定项下记录的色谱图中,供试品溶液主峰的保留时间应与对照品溶液主峰的保留时间一致。

【检查】

游离水杨酸 照高效液相色谱法(通则 0512)测定。临用新制。

供试品溶液 取本品细粉适量(约相当于阿司匹林 0.5 g),精密称定,置 100 ml 量瓶中,加溶剂振摇使阿司匹林溶解并稀释至刻度,摇匀,滤膜滤过,取续滤液。

对照品溶液 取水杨酸对照品约 15 mg,精密称定,置 50 ml 量瓶中,加溶剂溶解并稀释至刻度,摇匀,精密量取 5 ml,置 100 ml 量瓶中,用溶剂稀释至刻度,摇匀。

溶剂、色谱条件、系统适用性要求与测定法 见阿司匹林游离水杨酸项下。

限度 供试品溶液色谱图中如有与水杨酸峰保留时间一致的色谱峰,按外标法以峰面积计算,不得过阿司匹林标示量的 0.3%。

溶出度 照溶出度与释放度测定法(通则 0931 第一法)测定。

溶出条件 以盐酸溶液(稀盐酸 24 ml 加水至 1 000 ml)500 ml(50 mg 规格)或 1 000 ml(0.1 g、0.3 g、0.5 g 规格)为溶出介质,转速为每分钟 100 转,依法操作,经 30 分钟时取样。

供试品溶液 取溶出液 10 ml 滤过,取续滤液。

阿司匹林对照品溶液 取阿司匹林对照品适量,精密称定,加溶剂溶解并定量稀释制成每1 ml中约含0.08 mg(50 mg、0.1 g规格)、0.24 mg(0.3 g规格)或0.4 mg(0.5 g规格)的溶液。

水杨酸对照品溶液 取水杨酸对照品适量,精密称定,加溶剂溶解并定量稀释制成每1 ml中约含10 μg(50 mg、0.1 g规格)、30 μg(0.3 g规格)或50 μg(0.5 g规格)的溶液。

溶剂、色谱条件与系统适用性要求 见含量测定项下。

测定法 精密量取供试品溶液、阿司匹林对照品溶液与水杨酸对照品溶液,分别注入液相色谱仪,记录色谱图。按外标法以峰面积分别计算每片中阿司匹林与水杨酸含量,将水杨酸含量乘以1.304后,与阿司匹林含量相加即得每片溶出量。

限度 标示量的80%,应符合规定。

其他 应符合片剂项下有关的各项规定(通则0101)。

【含量测定】照高效液相色谱法(通则0512)测定。

溶剂 见游离水杨酸项下。

供试品溶液 取本品20片,精密称定,充分研细,精密称取细粉适量(约相当于阿司匹林10 mg),置100 ml量瓶中,用溶剂强烈振摇使阿司匹林溶解,并用溶剂稀释至刻度,摇匀,滤膜滤过,取续滤液。

对照品溶液 取阿司匹林对照品适量,精密称定,加溶剂振摇使溶解并定量稀释制成每1 ml中约含0.1 mg的溶液。

色谱条件 见游离水杨酸项下。检测波长为276 nm。

系统适用性要求 理论板数按阿司匹林峰计算不低于3 000。阿司匹林峰与水杨酸峰之间的分离度应符合要求。

测定法 精密量取供试品溶液与对照品溶液,分别注入液相色谱仪,记录色谱图。按外标法以峰面积计算。

【类别】同阿司匹林。

【规格】(1) 50 mg;(2) 0.1 g;(3) 0.3 g;(4) 0.5 g。

【贮藏】密封,在干燥处保存。

预习报告

问题：

1. 除以上标准中的检查项目,阿司匹林片还有哪些常规检查项目?

   _____

   _____

2. 高效液相色谱仪包括哪些组成部分?

   _____

   _____

3. 含量测定项下,流动相如何配制?

   _____

   _____

4. 根据《中国药典》(2020 年版),将本项目各实训任务中的实训器材补充完整,在此处列出主要实训器材,实训课中查缺补漏。

   _____

   _____

   _____

   _____

任务二 性状与鉴别

一、实训目的

1. 掌握阿司匹林片的鉴别反应原理与操作方法。
2. 熟悉性状与鉴别的常用检查方法。

二、实训原理

本品含有酯基,水溶液加热或长时间放置后,会水解产生水杨酸;水杨酸在中性或弱酸性条件下,遇三氯化铁试液即呈紫堇色。本反应极为灵敏,只需要取稀溶液进行试验;若取样量大,产生颜色过深时可加水稀释后观察。

三、实训器材

_____

_____

_____

四、实训步骤

1. 性状　取阿司匹林片适量,观察并记录结果。
2. 鉴别　取本品的细粉适量(约相当于阿司匹林 0.1 g),加水 10 ml,煮沸,放冷,加三氯化铁试液 1 滴,即显紫堇色。

五、注意事项

1. 煮沸过程中,注意不要被烫伤,拿出时记得戴手套。
2. 加三氯化铁试液后应摇匀。

实训原始记录

_____年____月____日   室温：_____℃   相对湿度：_____%

药品名称：_____；药品规格：_____。

【性状】

1. 本品为_____。

2.《中国药典》(2020 年版)规定：本品为白色片。

3. 结果：_____规定。

【鉴别】

1. 本品显_____。

2.《中国药典》(2020 年版)规定：显紫堇色。

3. 结果：_____规定。

任务三　检查

（游离水杨酸）

一、实训目的

1. 掌握高效液相色谱法检查药物中特殊杂质的方法。

2. 熟悉高效液相色谱仪的使用方法。

3. 了解高效液相色谱法分离有机化合物的基本原理及操作条件。

二、实训原理

由于阿司匹林(乙酰水杨酸)很容易降解为水杨酸,水杨酸是阿司匹林引起消化道刺激的主要因素,故需要对游离水杨酸进行限量检查。高效液相色谱法专属性强、灵敏度高、重现性好,《中国药典》(2020 年版)采用高效液相色谱法检测游离水杨酸的含量。

三、实训器材

_____

_____

_____

_____

四、实训步骤

1. 处理流动相

按照《中国药典》要求配制流动相:乙腈-四氢呋喃-冰醋酸-水(20∶5∶5∶70)。流动相应通过 0.45 μm 的有机滤膜进行过滤(专用溶剂过滤瓶,隔膜真空泵或循环水泵)(图 5-1);流动相中有乙腈、四氢呋喃等有机溶剂时需用有机滤膜。将过滤后的流动相在超声波清洗器中进行 15～20 分钟的脱气(待用),一般存放期不超过一个星期;流动相进入液相色谱泵时应经过 2 μm 的流动相过滤头过滤(一般仪器均有配置,可定期进行超声清洗或更换)(图 5-2)。

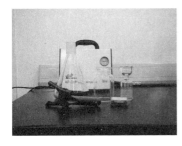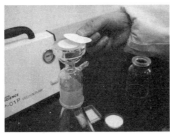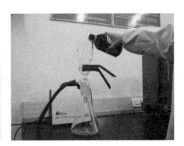

图 5-1 抽滤装置及操作

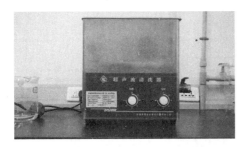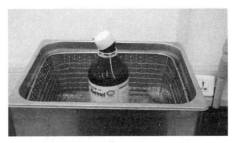

图 5-2 超声脱气装置及操作

2. 仪器的准备工作(图 5-3)

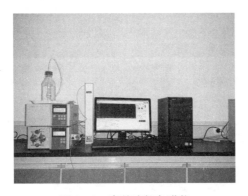

图 5-3 高效液相色谱仪

(1) 泵

① 确保流动相的充足,一般应在所预计的消耗量之上加 150 ml,以保证仪器正常运行。

② 流动相要新鲜,一般情况下一次制得的纯水应在连续的 24 小时内用完,未用完应弃掉。

(2) 溶剂管道

仪器开机前,更换流动相后,管路中会有一些气体,而这些气体会对柱、泵及检测器产生不同程度的影响,因此要求开机时每次都要对管路进行脱气(图 5-4)。

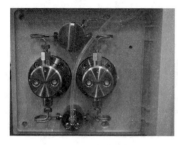 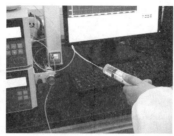 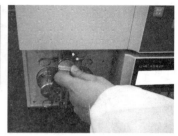

图 5-4　排出系统气泡(打开排气阀门→脱气→关闭排气阀门)

（3）手动进样器

当连续使用中需要更换样品类型或流动相黏度较大时,应每次进样完成后进行洗针（图 5-5）。

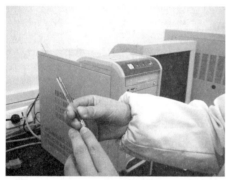 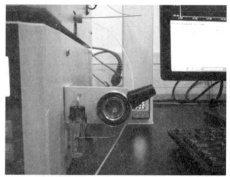

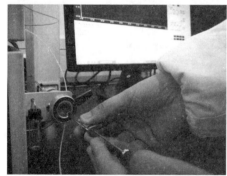 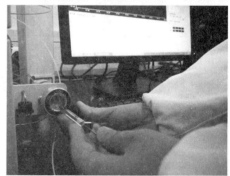

图 5-5　进样操作

（4）柱温箱

柱温箱应在打开电源且柱连接好后,及时设置为方法要求的温度。

（5）检测器

为减少灯能量浪费,检测器应在样品准备完成后或基本完成时,且仪器系统按要求流动相及流速平衡至少 30 分钟以上后再打开,在完成自检 20 分钟以后方可开始样品的分析。

3. 色谱工作站参数设定

（1）单击电脑桌面液相色谱工作站，软件启动后请等候片刻，等软件系统完成初始化后，氘灯开关状态由"关"→"开"，表示软件初始化完成，等候操作（图 5-6）。

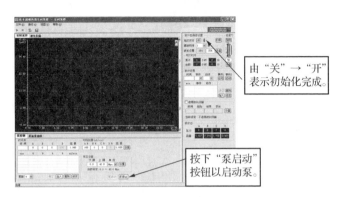

由"关"→"开"表示初始化完成。

按下"泵启动"按钮以启动泵。

图 5-6　开机初始化过程

（2）单击 工具条按钮，进入数据采集参数设置对话框，输入采集的自动停止时间、各项屏显参数、数据采集的文件名称，并设置采集文件自动保存路径后点"确认"（图 5-7）。

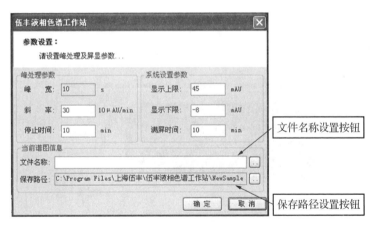

文件名称设置按钮

保存路径设置按钮

图 5-7　参数设置

（3）设置泵初始流量及压力范围：在设置框内输入 0～9.999 范围的流量，输入后按"设置"按钮；然后选择压力单位并分别输入压力上/下限，输入后按"设置"按钮。点击"泵启动"或"泵停止"按钮（图 5-8）。

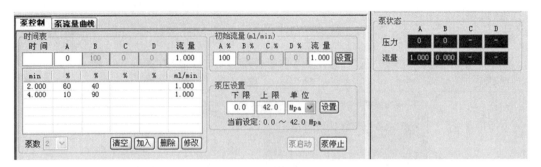

图 5-8 泵流量设置

（4）设置紫外检测器(图 5-9)。

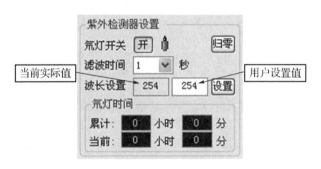

图 5-9 设置测定波长

（5）采样:点击主画面工具条上的"进入实时采样"按钮或选择"文件"菜单下的"实时采样"即可进入实时控制及采样画面(图 5-10)。

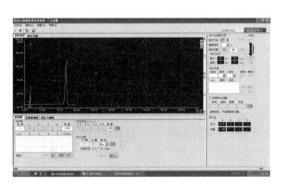

图 5-10 采样过程

4. 对照品溶液的配制

取水杨酸对照品约 15 mg,精密称定,置 50 ml 量瓶中,加溶剂溶解并稀释至刻度,摇匀,精密量取 5 ml,置 100 ml 量瓶中,用溶剂稀释至刻度,摇匀。

5. 供试品溶液的配制

取本品细粉适量(约相当于阿司匹林 0.5 g),精密称定,置 100 ml 量瓶中,加溶剂振摇使阿司匹林溶解并稀释至刻度,摇匀,滤膜滤过,取续滤液。

6. 色谱条件

(1) 色谱柱:十八烷基硅烷键合硅胶-C18 色谱柱。

(2) 流动相:乙腈-四氢呋喃-冰醋酸-水(20∶5∶5∶70)。

(3) 流速:1.0 ml/min。

(4) 检测波长:303 nm。

7. 样品的测定

(1) 系统适用性要求:理论板数按水杨酸峰计算不低于 5 000。阿司匹林峰与水杨酸峰之间的分离度应符合要求。

(2) 样品的测定:分别精密量取水杨酸对照品溶液、供试品溶液各 10 μl,注入液相色谱仪,记录色谱图,色谱工作站会保存并处理所得的色谱数据。按外标法以峰面积计算,即得。

8. 实训结束

按操作流程冲洗色谱柱,关闭仪器,记录原始数据,整理打扫实训台。

五、注意事项

1. 不同的色谱仪器在操作指令上会有所不同,以仪器的操作规程为准。

2. 气泡对于测定结果影响较大,应充分排除系统、流动相及样品溶液中的气泡。

3. 实训结束后,要充分冲洗色谱仪的管道和色谱柱。

实训原始记录

_____年____月____日　　室温：_____℃　　相对湿度：_____%

1. 仪器与测定条件

色谱柱：_____；柱温：_____℃；检测器：_____；

测定波长：_____；流动相：_____；流速：_____ml/min。

2. 结果与计算（原始数据及图谱见附_____页）

（1）系统适用性试验

理论板数：_____；分离度：_____。

（2）外标法

对照品名称			
对照品批号		纯度 S	
对照品来源		干燥条件	
对照品称重 $W_{对}$/mg		稀释过程	
对照品峰面积 $A_{对}$			
平均峰面积 $\overline{A}_{对}$		RSD/%	
样品编号			
样品稀释过程		样品稀释倍数 $f_{样}$	
样品峰面积 $A_{样}$			
含量/%			
平均值/%			

计算公式：

$$含量 = \frac{C_R \times \dfrac{A_X}{A_R} \times D \times V}{m} \times 100\%$$

3.《中国药典》（2020 年版）规定：理论板数按阿司匹林峰计算不低于 3 000。阿司匹林峰与水杨酸峰之间的分离度应符合要求。水杨酸含量按外标法以峰面积计算，不得过阿司匹林标示量的 0.3%。

结果：_____规定。

任务四 含量测定
（阿司匹林原料药的含量测定）

一、实训目的

1. 掌握酸碱滴定法测定阿司匹林原料药含量的原理。
2. 熟悉容量分析法测定原料药的操作及含量计算。

二、实训原理

阿司匹林的分子结构中具有游离的羧基，显酸性，可与碱成盐。《中国药典》（2020 年版）采用直接酸碱滴定法测定阿司匹林含量。以标准碱滴定液直接滴定。反应式如下：

三、实训器材

_____

_____

_____

四、实训步骤

取本品约 0.4 g，精密称定，加中性乙醇（对酚酞指示液显中性）20 ml 溶解后，加酚酞指示液 3 滴，用氢氧化钠滴定液（0.1 mol/L）滴定。每 1 ml 氢氧化钠滴定液（0.1 mol/L）相当于 18.02 mg 的 $C_9H_8O_4$。

五、注意事项

1. 乙醇对酚酞显酸性,因此需要滴加氢氧化钠使其对酚酞显中性。

2. 滴定时应不断振摇并稍快进行,防止局部碱性过大使阿司匹林水解。

实训原始记录

_____年____月____日　室温：_____℃　相对湿度：_____％

1. 仪器与测定条件

分析天平编号：_____；滴定管容量_____；

滴定液名称：_____；浓度 $C_标$：_____mol/L；

滴定度 N：_____；指示剂_____。

2. 结果与计算

检品编号	空白				
平均单位重 $\overline{W}$/g	—				
干燥失重或水分 Q/％	—				
取样量 $W_样$/g,ml	—				
消耗体积 $V_{空,样}$/ml					
滴定管校正值 $V_校$/ml					
校正后体积 $V_{空,样}$/ml					
含量/％	—				
平均/％	—				

计算公式：

$$含量 = \frac{V \times T \times F}{m} \times 100\%$$

3. 《中国药典》(2020 年版)规定：本品含阿司匹林($C_9H_8O_4$)不得少于 99.5％。

结果：_____规定。

任务五　含量测定
（阿司匹林片的含量测定）

一、实训目的

1. 掌握外标法测定药物含量的方法。
2. 熟悉高效液相色谱仪的使用方法。
3. 了解高效液相色谱法分离有机化合物的基本原理及操作条件。

二、实训原理

阿司匹林(乙酰水杨酸)为常用的解热镇痛药。由于乙酰水杨酸很容易降解为水杨酸，导致阿司匹林制剂中的水杨酸含量高于原料药，高效液相色谱法可以很好地分离乙酰水杨酸和水杨酸，乙酰水杨酸和水杨酸的含量可以用外标法进行定量测定。

三、实训器材

_____

_____

_____

四、实训步骤

1. 处理流动相、仪器的准备工作、色谱工作站参数设定(同游离水杨酸)。
2. 对照品溶液的配制

取阿司匹林对照品约 10 mg，精密称定，加溶剂振摇使溶解，置 100 ml 容量瓶，稀释至刻度，即得。

3. 供试品溶液的配制

取本品 20 片，精密称定，充分研细，精密称取细粉适量(约相当于阿司匹林 10 mg)，置 100 ml 量瓶中，用溶剂强烈振摇使阿司匹林溶解，并用溶剂稀释至刻度，摇匀，滤膜滤过，取续滤液。

4. 色谱条件

(1) 色谱柱:十八烷基硅烷键合硅胶-C18 色谱柱。

(2) 流动相:乙腈-四氢呋喃-冰醋酸-水(20∶5∶5∶70)。

(3) 流速:1.0 ml/min。

(4) 检测波长:276 nm。

5. 系统适用性要求

理论板数按阿司匹林峰计算不低于 3 000。阿司匹林峰与水杨酸峰之间的分离度应符合要求。

6. 样品的测定

精密量取供试品溶液与对照品溶液,分别注入液相色谱仪,记录色谱图。按外标法以峰面积计算。

五、注意事项

1. 不同的色谱仪器在操作指令上会有所不同、以仪器的操作规程为准。

2. 实训所用到流动相必须用孔径为 0.45 μm 的微孔滤膜进行过滤,样品和对照品溶液进样前同样需要过滤。

3. 实训结束后,要充分冲洗色谱仪的管道和色谱柱。

实训原始记录

_____年____月____日 室温:_____℃ 相对湿度:_____%

1. 仪器与测定条件

色谱柱:_____;柱温:_____℃;检测器:_____;

测定波长:_____;流动相:_____;流速:_____ml/min。

2. 结果与计算(原始数据及图谱见附_____页)

(1) 系统适用性试验

理论板数:_____;分离度:_____。

(2) 外标法

对照品名称					
对照品批号			纯度 S		
对照品来源			干燥条件		
对照品称重 $W_{对}$/mg			稀释过程		
对照品峰面积 $A_{对}$					
平均峰面积 $\overline{A}_{对}$			RSD/%		
样品编号					
样品稀释过程			样品稀释倍数 $f_{样}$		
样品峰面积 $A_{样}$					
含量/%					
平均值/%					

计算公式:

$$含量 = \frac{C_R \times \dfrac{A_X}{A_R} \times D \times V}{m} \times 100\%$$

3. 《中国药典》(2020年版)规定:理论板数按阿司匹林峰计算不低于 3 000。阿司匹林峰与水杨酸峰之间的分离度应符合要求。本品含阿司匹林($C_9H_8O_4$)应为标示量的 95.0%～105.0%。

结果:_____规定。

检验报告单

报告书编号：　　　　　　　　　检品编号：

品　　名		规　　格	
批　　号		包　　装	
生产单位		效　　期	
送检单位		检品数量	
检验目的		收检日期	
检验项目		报告日期	
检验依据			
检验项目	标准规定		检验结果
【性状】			
【鉴别】			
【检查】			
【含量测定】			
结　　论			

检验者		校对者		审核者	
日　期		日　期		日　期	

任务六　自主设计练习
——对乙酰氨基酚片质量分析

查阅《中国药典》(2020 年版)，自主完成对乙酰氨基酚片质量分析的实训设计。

性状与鉴别

一、实训器材

_____

_____

_____

二、实训步骤

_____

_____

_____

_____

_____

检查

【对氨基酚】

一、实训器材

_____

_____

_____

二、实训步骤

含量测定

一、实训器材

二、实训步骤

（周月乔）

项目六　盐酸普鲁卡因胺注射液质量分析

2019 年 12 月 1 日国家颁布实施新版药品管理法,该版本全面贯彻落实了习近平总书记提出的"四个最严"的要求,对药品管理法进行了全面修改,体现了"四个最新":一是把药品管理和人民的健康紧密结合,二是坚持风险管理,三是坚持新发展时期的问题导向,四是发挥法律的最高权威作用。作为未来的药学工作者,我们要怀着对生命的敬畏之心,用大爱成就大医,弘扬和践行社会主义核心价值观,守护人民群众的生命安全。而药学人员的使命就是保障患者的用药安全,我们必须用"甘于奉献、大爱无疆"的精神引领我们向着新时代药学的发展方向前进。

盐酸普鲁卡因胺是一种抗心律失常药,适用于阵发性心动过速、频发早搏、心房颤动、心房扑动和心肌梗死患者预防心律失常等。

任务一　预习

《中国药典》(2020 年版)

盐酸普鲁卡因胺注射液
Yansuan Pulukayin'an Zhusheye
Procainamide Hydrochloride Injection

本品为盐酸普鲁卡因胺的灭菌水溶液。含盐酸普鲁卡因胺($C_{13}H_{21}N_3O \cdot HCl$)应为标示量的 95.0%～105.0%。

【性状】本品为无色的澄明液体。

【鉴别】

(1) 取本品适量,加水制成每 1 ml 中含盐酸普鲁卡因胺 5 μg 的溶液,照紫外-可见分光光度法(通则 0401)测定,在 280 nm 的波长处有最大吸收。

(2) 本品显芳香第一胺类的鉴别反应(通则 0301)和氯化物鉴别(1)的反应(通则 0301)。

【检查】

pH　应为 3.5～6.0(通则 0631)。

热原　取本品,依法检查(通则 1142),剂量按家兔体重每 1 kg 注射 0.5 ml,应符合规定。

其他　应符合注射剂项下有关的各项规定(通则 0102)。

【含量测定】精密量取本品 5 ml,加水 40 ml 与盐酸溶液(1→2)10 ml,迅速煮沸,立即冷却至室温,照永停滴定法(通则 0701),用亚硝酸钠滴定液(0.1 mol/L)滴定。每 1 ml 亚硝酸钠滴定液(0.1 mol/L)相当于 27.18 mg 的 $C_{13}H_{21}N_3O \cdot HCl$。

【类别】同盐酸普鲁卡因胺。

【规格】(1) 1 ml：0.1 g　(2) 2 ml：0.2 g　(3) 5 ml：0.5 g　(4) 10 ml：1 g

【贮藏】遮光,密闭保存。

预习报告

问题：

1. 亚硝酸钠滴定法的基本原理是什么?

_____

_____

_____

2. 影响重氮化反应速度的因素有哪些?

_____

_____

_____

3. 永停滴定法与电位滴定法指示终点的原理有何不同?

_____

_____

_____

_____

_____

4. 根据《中国药典》(2020 年版)药品质量标准,将本项目各实训任务中的实训器材补充完整,在此处列出主要实训器材,实训课中查缺补漏。

_____

_____

_____

_____

任务二 性状与鉴别

一、实训目的

1. 掌握芳香第一胺类特征鉴别反应。

2. 熟悉盐酸普鲁卡因胺注射液常用鉴别方法。

二、实训原理

盐酸普鲁卡因胺分子结构中含有苯环,具有紫外吸收,在 280 nm 的波长处有最大吸收,可用紫外分光光度法进行鉴别。同时,其分子中含有芳香第一胺的结构,能发生芳香第一胺类的鉴别反应,可用于鉴别。

三、实训器材

_____

_____

_____

四、实训步骤

1. 性状 取盐酸普鲁卡因胺注射液 5 支,观察并记录结果。

2. 鉴别

(1) 取本品适量,加水制成每 1 ml 中含盐酸普鲁卡因胺 5 μg 的溶液,照紫外-可见分光光度法(通则 0401)测定,在 280 nm 的波长处有最大吸收。

(2) 取供试品约 50 mg,加稀盐酸 1 ml,必要时缓缓煮沸使溶解,加 0.1 mol/L 亚硝酸钠溶液数滴,加与 0.1 mol/L 亚硝酸钠溶液等体积的 1 mol/L 脲溶液,振摇 1 分钟,滴加碱性 β-萘酚试液数滴,生成猩红色沉淀。

(3) 取供试品溶液,加稀硝酸使成酸性后,滴加硝酸银试液,即生成白色凝乳状沉淀;分离,沉淀加氨试液即溶解,再加稀硝酸酸化后,沉淀复生成。

五、注意事项

1. 含潜在芳伯氨基药物，应先经水解得到芳伯氨基，再进行芳香第一胺鉴别反应。
2. 氯化物鉴别时需注意使溶液保持酸性，可加稀硝酸使成酸性后进行。

实训原始记录

_____年____月____日　室温:_____℃　相对湿度:_____%

药品名称:_____;药品规格:_____。

【性状】

1. 本品为_____。

2.《中国药典》(2020 年版)规定:本品为无色的澄明液体。

3. 结果:_____规定。

【鉴别】

1. 取样量:_____ml;定容体积:_____ml;测得最大吸收波长为_____nm;

　《中国药典》(2020 年版)规定:在 280 nm 的波长处有最大吸收。

　结果:_____规定。

2. 取样量:_____ml;观察结果:_____;

　《中国药典》(2020 年版)规定:猩红色沉淀。

　结果:_____规定。

3. 取样量:_____ml;观察结果:_____;

　《中国药典》(2020 年版)规定:生成白色凝乳状沉淀;分离,沉淀加氨试液即溶解,再加稀硝酸酸化后,沉淀复生成。

　结果:_____规定。

任务三　检查
（pH）

一、实训目的

1. 掌握用 pH 计(酸度计)测定药品溶液酸碱度的原理与方法。

2. 熟悉 pH 计(酸度计)的使用方法。

二、实训原理

以玻璃电极作指示电极,饱和甘汞电极作参比电极,用电位法测量溶液的 pH,常采用相对方法,即选用 pH 已经确定的标准缓冲溶液进行比较而得到待测溶液的 pH。

三、实训器材

_____

_____

_____

四、实训步骤

1. 仪器的准备

(1) 接通电源,打开电源开关,预热 20 分钟;将电极从电极保护液中拔出,用蒸馏水清洗 pH 复合电极,清洗后用滤纸吸干,把电极固定在电极夹上。

(2) 将功能选择旋钮置于"mV"位置,仪器显示为"0.00"。

(3) 拔掉仪器的短路插头,安装好 pH 复合电极。

(4) 用干净的玻璃棒蘸取少量待测液,滴在广泛 pH 试纸上,确定待测液的酸碱性。

2. 仪器的校准

(1) 把 pH-mV 开关转到 pH 挡;调节温度调节旋钮至溶液温度(实验室实际温度),调节斜率为 100%。

（2）用少量 pH 为 6.86 的标准缓冲溶液润洗电极三次，然后把复合电极浸入适量 pH 为 6.86 的标准缓冲溶液的烧杯中；调节校正旋钮至显示读数稳定在 6.86。

（3）用蒸馏水清洗电极，再用滤纸吸干，如果待测夜为酸性溶液，先用少量 pH 为 4.00 的标准缓冲溶液浸润电极三次，再将电极插入标准缓冲溶液中，调节斜率旋钮至显示读数稳定在 4.00。如果待测夜为碱性溶液，先用少量 pH 为 9.18 的标准缓冲溶液浸润电极三次，再将电极插入标准缓冲溶液中，调节斜率旋钮至显示读数稳定在 9.18。反复校正（至少两次），直至显示读数稳定。

3. 供试液 pH 测定

（1）将复合电极清洗、吸干，先用少量待测溶液润洗电极三次，再将电极浸入待测 pH 溶液中，测定并记录读数。

（2）平行测定三次，记录数据。

4. 实训结束

用蒸馏水清洗电极，吸干，放回原处，按要求装好，关闭仪器，拔掉电源插头。清洗试剂杯，擦干净工作台，仪器罩上防尘罩，填写使用记录。

五、注意事项

1. 电极的玻璃球泡易碎，操作时电极不能触及杯底，插入深度以溶液浸没玻璃球泡为宜。

2. 校正后的仪器即可用于测量溶液的 pH，但测量过程中"定位""斜率"调节旋钮应保持固定，若"定位"或"斜率"调节旋钮有变化，应重新校正。

3. 校正后的酸度计在 48 小时内不需再次校准，但是当电极的玻璃泡在空气中暴露 0.5 小时以上、溶液温度有较大改变、测量过酸或过碱的溶液后，仪器需要重新校准。

4. 实验结束应将电极插入电极保护液中，避免电极的玻璃泡在空气中长时间暴露。

实训原始记录

_____年____月____日 室温:_____℃ 相对湿度:_____%

1. 仪器型号:_____。

2. 取样量:_____ml。

3. 测定 pH:第一次_____;第二次_____;第三次_____。

4. 《中国药典》(2020 年版)规定:应为 3.5～6.0。

5. 结果:_____规定。

任务四　含量测定

一、实训目的

1. 掌握亚硝酸钠滴定法的原理及方法。
2. 熟悉永停滴定仪的原理及使用方法。

二、实训原理

酸性溶液中芳伯氨基药物与 $NaNO_2$ 定量反应，生成重氮化合物：

$$Ar\text{-}NH_2 + NaNO_2 + 2HCl \longrightarrow Ar\text{-}N_2^+Cl^- + NaCl + 2H_2O$$

含潜在芳伯氨基药物，先经水解得到芳伯氨基，再测定：

$$Ar\text{-}NHCOR + H_2O \xrightarrow{H^+} Ar\text{-}NH_2 + RCOOH$$

$$Ar\text{-}NO_2 \xrightarrow{H^+、Zn} Ar\text{-}NH_2$$

盐酸普鲁卡因胺分子结构中具有芳伯氨基，在酸性条件下可与亚硝酸钠定量反应生成重氮化合物，可采用永停滴定法指示终点。永停滴定法采用两个相同的铂电极，当在两个电极间加一低电压(约 50 mV)时，并串联一个微电流计，电极浸在被滴定液中，若电极在溶液中极化，在未到滴定终点前，线路上无电流或仅有很小的电流流过微电流计，指针为零、电流计指针不发生偏转或偏转后即回复到初始位置；但当到达滴定终点时，滴定液略有过剩，使电极去极化发生氧化还原反应，线路中有电流通过，电流计指针突然偏转并不再回复即为滴定终点(图 6-1)。

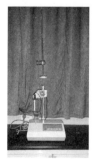
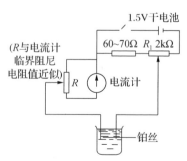

图 6-1　永停滴定仪

三、实训器材

_____

_____

_____

四、实训步骤

1. 仪器的准备

安装好永停滴定仪(图 6 - 2),并做好使用前的检查,赶除气泡,调整滴速。

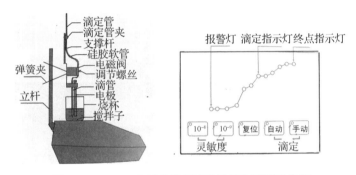

图 6 - 2　ZYT-1 自动永停滴定仪及控制面板示意图

2. 样品的测定

精密量取本品 5.0 ml,置小烧杯中,加水 40 ml 与盐酸溶液(1→2)10 ml,迅速煮沸,立即冷却至室温,按照永停滴定法(通则 0701),置磁力搅拌器上,打开搅拌开关,搅拌使溶解,安装铂电极(图 6 - 3)。

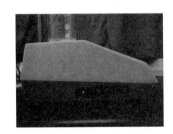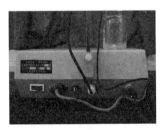

图 6 - 3　打开搅拌开关,安装铂电极

再加溴化钾 2 g,插入铂-铂电极(206 电导电极)后,将滴定管尖端插入液面下约 2/3 处(图 6 - 4)。

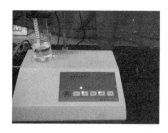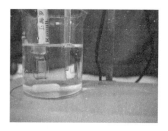

图 6-4 安装铂电极,将滴定管尖端插入液面以下 2/3 处

在 20～30 ℃,用亚硝酸钠滴定液(0.1 mol/L)迅速滴定,随滴随搅拌,至近终点时将滴定管尖端提出液面,用少量水淋洗尖端,洗液并入溶液中,继续缓缓滴定,至仪器红色终点指示灯点亮,即为滴定终点(图 6-5),记录消耗亚硝酸钠滴定液的体积。

《中国药典》(2020 年版)规定,每 1 ml 亚硝酸钠滴定液(0.1 mol/L)相当于 27.18 mg 的盐酸普鲁卡因胺($C_{13}H_{21}N_3O \cdot HCl$)。

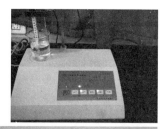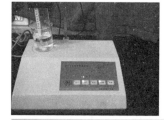

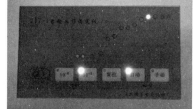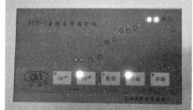

图 6-5 滴定过程显示面板

五、注意事项

1. 滴定管的尖端插入液面下约 2/3 处。

2. 铂电极在使用前可用加有少量三氯化铁的硝酸或铬酸液浸洗活化。

3. 滴定时电磁搅拌的速度不宜过快,以不产生空气漩涡为宜。

4. 加入适量溴化钾加快重氮化反应速度:

$$HNO_2 + HBr \longrightarrow NOBr + H_2O$$

$$HNO_2 + HCl \longrightarrow NOCl + H_2O$$

5. 过量盐酸可加速反应:

$$Ar-N_2^+Cl^- + H_2O \longrightarrow Ar-OH + N_2\uparrow + HCl$$

实训原始记录

_____年____月____日　　室温：_____℃　　相对湿度：_____％

1. 药品名称：_____；药品规格(标示量：g/ml)：_____；

   取样量：_____ml；滴定液浓度(mol/ml)：_____；

   盐酸亚硝酸钠滴定液的初始体积 V_0(ml)：_____；

   盐酸亚硝酸钠滴定液的终点体积 $V_{末}$(ml)：_____；

   盐酸亚硝酸钠滴定液的消耗体积 $V_{耗}$(ml)：_____。

2. 计算结果

   盐酸普鲁卡因胺注射液占标示量百分含量：

   $$C_{标} = \frac{V \times T \times F \times 每支容量}{m \times m_s} \times 100\%$$

   $$T = 27.18 \text{ mg/ml}$$

   $$F = \frac{滴定液实际浓度}{滴定液规定浓度}$$

3. 《中国药典》(2020 年版)规定：本品含盐酸普鲁卡因胺($C_{13}H_{21}N_3O \cdot HCl$)应为标示量的 $95.0\% \sim 105.0\%$。

4. 结果：_____规定。

检验报告单

报告书编号：　　　　　　　　　　　检品编号：

品　　名		规　　格	
批　　号		包　　装	
生产单位		效　　期	
送检单位		检品数量	
检验目的		收检日期	
检验项目		报告日期	
检验依据			

检验项目	标准规定	检验结果
【性状】		
【鉴别】		
【检查】		
【含量测定】		
结　　论		

检验者		校对者		审核者	
日　　期		日　　期		日　　期	

任务五　自主设计练习
——苯佐卡因质量分析

查阅《中国药典》（2020 年版），自主完成苯佐卡因质量分析的实训设计。

性状与鉴别

一、实训器材

_____

_____

_____

二、实训步骤

_____

_____

_____

_____

_____

_____

检查

【有关物质】

一、实训器材

_____

_____

_____

二、实训步骤

含量测定

一、实训器材

二、实训步骤

（郏枝花）

项目七　异烟肼片质量分析

　　3月24日是"世界防治结核病日"。结核病属于慢性传染病,由结核杆菌引起,它不受年龄、性别、种族、职业、地区的影响,人体许多器官、系统均可患结核病,其中以肺结核最为常见。我国传染病法将结核病列为乙类传染病,国家对肺结核治疗有"减免政策",充分体现了我国社会主义制度的优越性。

　　异烟肼(isoniazid,INH)又名雷米封(rimifon),具有疗效高、毒性小、口服方便、价廉等优点。异烟肼发明于1952年,异烟肼的发明使治疗结核病起了根本性的变化。异烟肼的灭菌特性在于:它可以抑制结核杆菌菌壁分枝菌酸成分的合成,从而使结核杆菌丧失多种能力(耐酸染色,增殖力,疏水性)而死亡,异烟肼还能与结核杆菌菌体辅酶结合,起到干扰脱氧核糖核酸和核糖核酸合成的作用,从而达到杀灭结核杆菌的目的,而且对代谢活力强的结核杆菌作用更强。

任务一 预习

《中国药典》(2020 年版)

异烟肼片
Yiyanjing Pian
Isoniazid Tablets

本品含异烟肼($C_6H_7N_3O$)应为标示量的 95.0%～105.0%。

【性状】本品为白色或类白色片。

【鉴别】

(1) 取本品的细粉适量(约相当于异烟肼 0.1 g),加水 10 ml,振摇,滤过,滤液照异烟肼项下的鉴别(1)项试验,显相同的反应。

(2) 在含量测定项下记录的色谱图中,供试品溶液主峰的保留时间应与对照品溶液主峰的保留时间一致。

(3) 取本品细粉适量(约相当于异烟肼 50 mg),加乙醇 10 ml,研磨溶解,滤过,滤液蒸干,残渣经减压干燥,依法测定(通则 0402)。本品的红外光吸收图谱应与对照的图谱(光谱集 166 图)一致。

【检查】

游离肼 照薄层色谱法(通则 0502)试验。

供试品溶液 取本品细粉适量,加溶剂使异烟肼溶解并定量稀释制成每 1 ml 中约含异烟肼 0.1 g 的溶液,滤过,取续滤液。

溶剂、对照品溶液、系统适用性溶液、色谱条件、系统适用性要求与测定法 见异烟肼游离肼项下。

限度 在供试品溶液主斑点前方与对照品溶液主斑点相应的位置上,不得显黄色斑点。

有关物质 照高效液相色谱法(通则 0512)测定。

供试品溶液 取本品细粉适量,加水使异烟肼溶解并稀释制成每 1 ml 中约含异烟肼 0.5 mg 的溶液,滤过,取续滤液。

对照品溶液　精密量取供试品溶液 1 ml，置 100 ml 量瓶中，用水稀释至刻度，摇匀。

色谱条件、系统适用性要求与测定法　见异烟肼有关物质项下。

限度　供试品溶液的色谱图中如有杂质峰，单个杂质峰面积不得大于对照品溶液主峰面积的 0.5 倍（0.5％），各杂质峰面积的和不得大于对照品溶液主峰面积（1.0％）。

溶出度　照溶出度与释放度测定法（通则 0931 第一法）测定。

溶出条件　以水 1 000 ml 为溶出介质，转速为每分钟 100 转，依法操作，经 30 分钟时取样。

测定法　取溶出液 5 ml，滤过，精密量取续滤液适量，用水定量稀释制成每 1 ml 中含 10～20 μg 的溶液，照紫外-可见分光光度法（通则 0401），在 263 nm 的波长处测定吸光度，按 $C_6H_7N_3O$ 的吸收系数（$E_{1cm}^{1\%}$）为 307 计算每片的溶出量。

限度　标示量的 60％，应符合规定。

其他　应符合片剂项下有关的各项规定（通则 0101）。

【含量测定】照高效液相色谱法（通则 0512）测定。

供试品溶液　取本品 20 片，精密称定，研细，精密称取适量，加水使异烟肼溶解并定量稀释制成每 1 ml 中约含异烟肼 0.1 mg 的溶液，滤过，取续滤液。

对照品溶液、色谱条件、系统适用性要求与测定法　见异烟肼含量测定项下。

【类别】同异烟肼。

【规格】（1）50 mg；（2）100 mg；（3）300 mg；（4）500 mg。

【贮藏】遮光，密封，在干燥处保存。

预习报告

问题：

1. 除以上标准中的检查项目,异烟肼片还有哪些常规检查项目?

_____

_____

2. 针对异烟肼片鉴别项下"滤液照异烟肼项下的鉴别(1)项试验",请同学们自己查阅《中国药典》找到相应的标准,写在下面的横线上。

_____

_____

3. 针对"含量测定"项,请同学们自己查阅《中国药典》,将"对照品溶液、色谱条件、系统适用性要求与测定法"具体内容写在下面的横线上。

_____

_____

_____

4. 根据《中国药典》(2020 年版),将本项目各实训任务中的实训器材补充完整,在此处列出主要实训器材,实训课中查缺补漏。

_____

_____

_____

任务二　性状与鉴别

一、实训目的

1. 熟悉异烟肼性状与鉴别的常用检查方法。

2. 掌握原始记录的规范书写。

二、实训原理

异烟肼结构中的肼基具有还原性,可与氨制硝酸银试液发生银镜反应。

$$H_2N-NH_2+4AgNO_3 \longrightarrow 4Ag\downarrow +N_2\uparrow +4HNO_3$$

三、实训器材

_____

_____

_____

四、实训步骤

1. 性状　取异烟肼片适量,观察并记录结果。

2. 鉴别　取本品的细粉适量(约相当于异烟肼 0.1 g),加水 10 ml,振摇,滤过,滤液加氨制硝酸银试液 1 ml,即发生气泡与黑色浑浊,并在试管壁上生成银镜。

五、注意事项

1. 氨制硝酸银溶液应临用前现配,若放置时间过长,则容易出现黑色沉淀。

2. 反应进行时不能振荡或搅拌溶液,否则银镜不易生成。

实训原始记录

_____年____月____日　室温：_____℃　相对湿度：_____%

药品名称：_____；药品规格：_____。

【性状】

1. 本品为_____。

2.《中国药典》(2020年版)规定：本品为白色或类白色片。

3. 结果：_____规定。

【鉴别】

操作：_____。

观察结果：_____。

《中国药典》(2020年版)规定：生成银镜。

结果：_____规定。

任务三　检查
（游离肼）

一、实训目的

1. 掌握薄层色谱法的操作方法。

2. 熟悉薄层色谱法检查药物中杂质的方法。

二、实训原理

异烟肼不稳定,游离肼为其主要杂质,其既可在合成工艺中由原料引入,又可在储藏过程中降解而产生。肼是一种诱变剂和致癌物质,因此国内外药品标准中均规定了游离肼的限量检查。

薄层色谱法(TLC),系将适宜的固定相涂布于玻璃板、塑料或铝基片上,成一均匀薄层,待点样、展开后,根据比移值(R_f)与适宜的对照物按同法所得的色谱图的比移值(R_f)作对比,用以进行药品的鉴别、杂质检查或含量测定的方法。薄层色谱法是快速分离和定性分析少量物质的一种很重要的实验技术。

三、实训器材

_____

_____

_____

四、实训步骤

1. 配制溶剂　按丙酮-水(1∶1)配制溶剂。

2. 供试品溶液　取本品细粉适量,加溶剂使异烟肼溶解并定量稀释制成每 1 ml 中约含异烟肼 0.1 g 的溶液,滤过,取续滤液。

3. 对照品溶液　取硫酸肼对照品适量,加溶剂溶解并定量稀释制成每 1 ml 中约含

80 μg(相当于游离肼 20 μg)的溶液。

4. 色谱条件　采用硅胶 G 薄层板,以异丙醇-丙酮(3:2)为展开剂。

5. 样品的测定

(1) 系统适用性溶液:取异烟肼与硫酸肼各适量,加溶剂溶解并稀释制成每 1 ml 中分别含异烟肼 0.1 g 与硫酸肼 80 μg 的混合溶液。

(2) 系统适用性要求:系统适用性溶液所显游离肼与异烟肼的斑点应完全分离,游离肼的 R_f 值约为 0.75,异烟肼的 R_f 值约为 0.56。

(3) 测定法:吸取供试品溶液、对照品溶液与系统适用性溶液各 5 μl,分别点于同一薄层板上,展开,晾干,喷以乙醇制对二甲氨基苯甲醛试液,15 分钟后检视。

(4) 限度:在供试品溶液主斑点前方与对照品溶液主斑点相应位置上,不得显黄色斑点。

五、注意事项

1. 选择表面没有损伤的薄层板。

2. 用铅笔在距薄层底端 1.0~1.5 cm 处轻轻画一条起始线,在距边缘约 0.5 cm 处标记点样原点。

3. 点样管应选择内径较小的毛细管。

4. 毛细管吸取样品后,应保持毛细管与薄层板表面垂直,轻微接触点样点,使斑点呈圆形。

5. 若样品浓度较稀,可采用少量多次的原则,每点一次可借助洗耳球或吹风机使溶剂迅速挥发,但最终原点扩散的直径以不超过 2~3 mm 为宜。

实训原始记录

_____年___月___日　　室温:_____℃　　相对湿度:_____%

1. 薄层板类型:_____。

2. 薄层板斑点情况记录:

　　3.《中国药典》(2020年版)规定:在供试品溶液主斑点前方与对照品溶液主斑点相应的位置上,不得显黄色斑点。

　　4. 结果:_____规定。

任务四　检查

（有关物质）

一、实训目的

1. 掌握高效液相色谱法检查药物中有关物质的方法。

2. 熟悉高效液相色谱仪的使用方法。

3. 了解高效液相色谱法分离有机化合物的基本原理及操作条件。

二、实训原理

异烟肼在生产与贮存过程中会引入多种杂质，统称为有关物质。高效液相色谱法专属性强、灵敏度高、重现性好，《中国药典》(2020 年版)采用高效液相色谱法检测异烟肼中的有关物质。

三、实训器材

_____

_____

_____

四、实训步骤

1. 配制流动相

按照《中国药典》要求配制流动相：以 0.02 mol/L 磷酸氢二钠溶液（用磷酸调 pH 至 6.0)-甲醇(85：15)为流动相；流动相应通过 0.45 μm 的滤膜进行过滤，将过滤后的流动相在超声波清洗器中进行 15～20 分钟的脱气(待用)，一般存放期不超过一个星期。

2. 供试品溶液　取本品细粉适量，加水使异烟肼溶解并稀释制成每 1 ml 中约含异烟肼 0.5 mg 的溶液，滤过，取续滤液。

3. 对照品溶液　精密量取供试品溶液 1 ml，置 100 ml 量瓶中，用水稀释至刻度，摇匀。

4. 色谱条件

(1) 色谱柱:十八烷基硅烷键合硅胶色谱柱。

(2) 流动相:0.02 mol/L 磷酸氢二钠溶液(用磷酸调 pH 至 6.0)-甲醇(85∶15)。

(3) 流速:1.0 ml/min。

(4) 检测波长:262 nm。

5. 系统适用性要求　理论板数按异烟肼峰计算不低于 4 000。

6. 测定法　精密量取供试品溶液与对照品溶液分别注入液相色谱仪,记录色谱图至主成分峰保留时间的 3.5 倍。

7. 限度　供试品溶液的色谱图中如有杂质峰,单个杂质峰面积不得大于对照品溶液主峰面积的 0.5(0.5%),各杂质峰面积的和不得大于对照品溶液主峰面积(1.0%)。

8. 实训结束　按操作流程冲洗色谱柱,关闭仪器,记录原始数据,整理打扫实训台。

五、注意事项

1. 不同的色谱仪器在操作指令上会有所不同,以仪器的操作规程为准。

2. 气泡对于测定结果影响较大,应充分排除系统、流动相及样品溶液中的气泡。

3. 实训结束后,要充分冲洗色谱仪的管道和色谱柱。

实训原始记录

_____年____月____日　室温：_____℃　　相对湿度：_____％

1. 仪器与测定条件

色谱柱：_____；柱温：_____℃；检测器：_____；

测定波长：_____；流动相：_____；流速：_____ml/min。

2. 结果与计算（原始数据及图谱见附_____页）

（1）系统适用性试验

理论板数：_____；分离度：_____。

（2）数据记录

样品编号					
供试品溶液浓度					
对照品溶液浓度					
供试品溶液杂质峰面积					
供试品溶液杂质峰面积总和					
对照品溶液的主峰面积					

3.《中国药典》(2020 年版)规定：理论板数按异烟肼峰计算不低于 4000。供试品溶液的色谱图中如有杂质峰，单个杂质峰面积不得大于对照品溶液主峰面积的 0.5(0.5％)，各杂质峰面积的和不得大于对照品溶液主峰面积(1.0％)。

结果：_____规定。

任务五 检查
（溶出度）

一、实训目的

1. 掌握用转篮法测定片剂溶出度的操作步骤、结果计算和判断标准。

2. 掌握原始记录的规范书写。

3. 熟悉溶出度测定仪的使用方法。

二、实训原理

溶出度系指药物从片剂、胶囊剂或颗粒剂或固体制剂在规定条件下溶出的速度和程度。凡检查溶出度的制剂,不再进行崩解时限的检查。

三、实训器材

_____

_____

_____

四、实训步骤

1. 调试仪器 测定前,使转篮底部距溶出杯的内底部 25 mm±2 mm(无需每次溶出试验前调试)。

2. 溶出介质 分别量取经脱气处理的水 1 000 ml,置各溶出杯内,实际量取的体积与规定体积的偏差应不得过±1%。

3. 安装滤芯至取样针末端及安装篮轴,旋紧后启动预热。

4. 投样 待溶出介质温度恒定在 37 ℃±0.5 ℃后,取供试品 6 片,分别投入 6 个干燥的转篮内,将转篮降入溶出杯中,注意供试品表面上不要有气泡,设置转速每分钟 100 转,启动仪器,计时。

127

5. 取样　经 30 分钟时取样(实际取样时间与规定时间的差异不得过±2%)。

6. 测定法　取溶出液 5 ml,滤过,精密量取续滤液适量,用水定量稀释制成每 1 ml 中含 10~20 μg 的溶液,照紫外-可见分光光度法(通则 0401),在 263 nm 的波长处测定吸光度,按 $C_6H_7N_3O$ 的吸收系数($E_{1cm}^{1\%}$)为 307 计算每片的溶出量。

五、注意事项

1. 溶出介质应新配制备和脱气处理。

2. 在达到该品种规定的溶出时间时,应在仪器开动的情况下取样。自 6 杯中完全取样,时间应在 30 秒内。取样位置应在转篮的顶端至液面的中点,并距溶出杯内壁 10 cm 处。

3. 测定时,除另有规定外,每个溶出杯只允许投入供试品 1 片,不得多投,并应注意投入杯底的中心位置。

实训原始记录

_____年___月___日 室温:_____℃ 相对湿度:_____%

1. 仪器与测定条件

采用溶出度测定方法:第_____法;转速:_____;溶出/释放介质:_____

_____,介质温度:_____℃,体积:_____;取样时间:_____。

2. 结果与计算

样品编号					
平均片重			取样体积		
样品稀释过程			样品稀释倍数 $f_{样}$		
样品吸光度					
溶出量/%					
平均值/%					

计算公式:

$$溶出/释放量(\%)=标示量(\%)=\frac{\dfrac{A_X}{E_{1\,cm}^{1\%}\times 100}\times D\times V\times \overline{W}}{m\times m_S}\times 100\%$$

3.《中国药典》(2020 年版)规定:溶出度不低于标示量的 60%。

结果:_____规定。

任务六 含量测定

一、实训目的

1. 掌握外标法测定药物含量的方法。

2. 熟悉高效液相色谱仪的使用方法。

3. 了解高效液相色谱法分离有机化合物的基本原理及操作条件。

二、实训原理

《中国药典》(2020 年版)采用高效液相色谱法(外标法)对异烟肼进行含量测定。

三、实训器材

_____

_____

_____

四、实训步骤

1. 处理流动相、仪器的准备工作、色谱工作站参数设定(同前)。

2. 对照品溶液的配制 取异烟肼对照品,精密称定,加水溶解并定量稀释制成每 1 ml 中约含 0.1 mg 的溶液,作为对照品溶液。

3. 供试品溶液的配制 取本品 20 片,精密称定,研细,精密称取适量,加水使异烟肼溶解并定量稀释制成每 1 ml 中约含异烟肼 0.1 mg 的溶液,滤过,取续滤液作为供试品溶液。

4. 色谱条件

(1) 色谱柱:十八烷基硅烷键合硅胶色谱柱。

(2) 流动相:以 0.02 mol/L 磷酸氢二钠溶液(用磷酸调 pH 至 6.0)-甲醇(85:15)。

(3) 流速:1.0 ml/min。

(4) 检测波长:262 nm。

5. 样品的测定

（1）系统适用性要求：理论板数按异烟肼峰计算不低于 4 000。

（2）样品的测定：精密量取供试品溶液与对照品溶液 10 μl，分别注入液相色谱仪，记录色谱图。按外标法以峰面积计算。

五、注意事项

1. 不同的色谱仪器在操作指令上会有所不同，以仪器的操作规程为准。

2. 实训所用到流动相必须用孔径为 0.45 μm 的微孔滤膜进行过滤，样品和对照品溶液进样前同样需要过滤。

3. 实训结束后，要充分冲洗色谱仪的管道和色谱柱。

实训原始记录

_____年____月____日　　室温:_____℃　　相对湿度:_____%

1. 仪器与测定条件

色谱柱:_____;柱温:_____℃;检测器:_____;

测定波长:_____;流动相:_____;流速:_____ml/min。

2. 结果与计算(原始数据及图谱见附_____页)

(1) 系统适用性试验

理论板数:_____;分离度:_____。

(2) 外标法

对照品名称				
对照品批号		纯度 S		
对照品来源		干燥条件		
对照品称重 $W_{对}$/mg		稀释过程		
对照品峰面积 $A_{对}$				
平均峰面积 $\overline{A}_{对}$		RSD/%		
样品编号				
样品稀释过程		样品稀释倍数 $f_{样}$		
样品峰面积 $A_{样}$				
含量/%				
平均值/%				

计算公式:

$$含量 = \frac{C_R \times \dfrac{A_X}{A_R} \times D \times V \times \overline{W}}{m \times m_s} \times 100\%$$

3. 《中国药典》(2020 年版)规定:理论板数按异烟肼峰计算不低于 4 000。本品含异烟肼($C_6H_7N_3O$)应为标示量的 95.0%~105.0%。

结果:_____规定。

检验报告单

报告书编号： 检品编号：

品　　名		规　　格	
批　　号		包　　装	
生产单位		效　　期	
送检单位		检品数量	
检验目的		收检日期	
检验项目		报告日期	
检验依据			
检验项目	标准规定		检验结果
【性状】			
【鉴别】			
【检查】			
【含量测定】			
结　　论			

检验者		校对者		审核者	
日　期		日　期		日　期	

任务七　自主设计练习

——布洛芬片质量分析

查阅《中国药典》(2020 年版)，自主完成布洛芬片质量分析的实训设计。

性状与鉴别

一、实训器材

二、实训步骤

检查

【对氨基酚】

一、实训器材

二、实训步骤

含量测定

一、实训器材

二、实训步骤

(王 蓉)

项目八　硫酸阿托品片质量分析

从"神农尝百草"到现代各种技术联用的应用,通过展示新中国成立后我国药学事业及药品质量控制的飞速发展,增强学生学习药物分析的热情,进而促进他们学好专业知识的信念,同时激发学生的爱国情怀、民族自尊心、自豪感和自信心,培养其社会责任感。

硫酸阿托品是一种抗胆碱药。用于感染中毒性休克、有机磷农药中毒、内脏绞痛、散瞳验光检查、麻醉前给药及减少支气管黏液分泌等。

任务一　预习

《中国药典》(2020 年版)

硫酸阿托品片
Liusuan Atuopin Pian
Atropine Sulfate Tablets

本品含硫酸阿托品$[(C_{17}H_{23}NO_3)_2 \cdot H_2SO_4 \cdot H_2O]$应为标示量的 90.0%～110.0%。

【性状】本品为白色片。

【鉴别】

(1) 取本品的细粉适量(约相当于硫酸阿托品 1 mg),置分液漏斗中,加氨试液约 5 ml,混匀,用乙醚 10 ml 振摇提取后,分取乙醚层,置白瓷皿中,乙醚挥发尽后,残渣显托烷生物碱类的鉴别反应(通则 0301)。

(2) 本品的水溶液显硫酸盐的鉴别反应(通则 0301)。

【检查】

含量均匀度　取本品 1 片,置具塞试管中,精密加水 6.0 ml,密塞,充分振摇 30 分钟使硫酸阿托品溶解,离心,取上清液作为供试品溶液,照含量测定项下的方法测定含量,应符合规定(通则 0941)。

其他　应符合片剂项下有关的各项规定(通则 0101)。

【含量测定】照紫外-可见分光光度法(通则 0401)测定。

供试品溶液　取本品 20 片,精密称定,研细,精密称取适量(约相当于硫酸阿托品 2.5 mg),置 50 ml 量瓶中,加水振摇使硫酸阿托品溶解并稀释至刻度,滤过,取续滤液。

对照品溶液　取硫酸阿托品对照品约 25 mg,精密称定,置 25 ml 量瓶中,加水溶解并稀释至刻度,摇匀,精密量取 5 ml,置 100 ml 量瓶中,用水稀释至刻度,摇匀。

测定法　精密量取供试品溶液与对照品溶液各 2 ml,分别置预先精密加入三氯甲烷 10 ml 的分液漏斗中,各加溴甲酚绿溶液(取溴甲酚绿 50 mg 与邻苯二甲酸氢钾 1.021 g,加 0.2 mol/L 氢氧化钠溶液 6.0 ml 使溶解,再用水稀释至 100 ml,摇匀,必要时滤过)2.0 ml,

振摇提取 2 分钟后,静置使分层,分取澄清的三氯甲烷液,在 420 nm 的波长处分别测定吸光度,计算,并将结果乘以 1.027。

【类别】同硫酸阿托品。

【规格】0.3 mg。

【贮藏】密封保存。

预习报告

问题：

1. 除以上含量均匀度外，硫酸阿托品片还有哪些常规检查项目？

2. 紫外-可见分光光度计包括哪些组成部分？

3. 托烷生物碱类及硫酸盐的鉴别反应原理是什么？

4. 根据《中国药典》(2020年版)，将本项目各实训任务中的实训器材补充完整，在此处列出主要实训器材，实训课中查缺补漏。

任务二 性状与鉴别

一、实训目的

1. 熟悉性状与鉴别的常用检查方法。
2. 掌握原始记录的规范书写。

二、实训原理

托烷生物碱的反应(Vitali反应),该反应系托烷类生物碱的专属鉴别反应。硫酸阿托品结构中的酯键水解后生成莨菪酸,莨菪酸与发烟硝酸共热,生成黄色的三硝基(或二硝基)衍生物,再与醇制氢氧化钾溶液或固体氢氧化钾作用,转变成醌型产物,呈深紫色。

三、实训器材

_____

_____

_____

四、实训步骤

1. 性状 取硫酸阿托品片适量,观察并记录结果。
2. 鉴别 取本品的细粉适量(约相当于硫酸阿托品 1 mg),置分液漏斗中,加氨试液约 5 ml,混匀,用乙醚 10 ml 振摇提取后,分取乙醚层,置白瓷皿中,乙醚挥发尽后,残渣加发烟硝酸 5 滴,置水浴上蒸干,得黄色的残渣,放冷,加乙醇 2~3 滴湿润,加固体氢氧化钾一小粒,即显深紫色。

五、注意事项

1. 实验过程中,注意不要被烫伤,记得戴手套。
2. 全程佩戴口罩,避免吸入挥发性溶剂。
3. 加乙醚试液后应摇匀。

实训原始记录

_____年____月____日   室温:_____℃   相对湿度:_____%

药品名称:_____;药品规格:_____。

【性状】

1. 观察本品为_____。

2.《中国药典》(2020 年版)规定:本品为白色片。

3. 结果:_____规定。

【鉴别】

1. 取样量:_____g;观察结果:_____。

2.《中国药典》(2020 年版)规定:显深紫色。

3. 结果:_____规定。

任务三　检查

（含量均匀度）

一、实训目的

1. 掌握片剂含量均匀度的测定方法、结果计算和判断标准。

2. 掌握紫外-可见分光光度计的操作方法。

3. 在实验中养成规范操作、细心观察、认真记录的良好习惯。

二、实训原理

含量均匀度系指小剂量或单剂量的固体、半固体和非均相液体制剂的每片（个）含量符合标示量的程度。除另有规定外，片剂、硬胶囊剂、颗粒剂或散剂等，每一个单剂标示量小于 25 mg 或主药含量小于每一个单剂重量 25％者；药物间或药物与辅料间采用混粉工艺制成的注射用无菌粉末；内充非均相溶液的软胶囊；单剂量包装的口服混悬液、透皮贴剂和栓剂等品种项下规定含量均匀度应符合要求的制剂，均应检查含量均匀度。复方制剂仅检查符合上述条件的组分，多种维生素或微量元素一般不检查含量均匀度。凡检查含量均匀度的制剂，一般不再检查重（装）量差异。《中国药典》（2020 年版）采用紫外-可见分光光度法检测硫酸阿托品的含量均匀度。

三、实训器材

_____

_____

_____

_____

四、实训步骤

1. 仪器的准备工作(图 8 - 1)

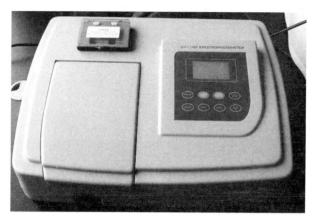

图 8 - 1　UV-1100 型紫外-可见分光光度计

(1) 打开仪器开关,仪器使用前应预热 30 分钟。

(2) 设置波长为 420 nm。

(3) 调零:先用参比(空白)溶液荡洗比色皿 2～3 次,将参比(空白)溶液倒入比色皿,溶液量约为比色皿高度的 3/4,用擦镜纸将透光面擦拭干净,按一定的方向,将比色皿放入样品架。合上样品室盖,拉动样品架拉杆使其进入光路。按下"调零"键,屏幕上显示延时数秒便出现"100.0"(T 模式)或"000.0""－000.0"(A 模式)。

2. 供试品溶液的配制

取本品 1 片,置具塞试管中,精密加水 6.0 ml,密塞,充分振摇 30 分钟使硫酸阿托品溶解,离心,取上清液作为供试品溶液。

3. 对照品溶液的配制

取硫酸阿托品对照品约 25 mg,精密称定,置 25 ml 量瓶中,加水溶解并稀释至刻度,摇匀,精密量取 5 ml,置 100 ml 量瓶中,用水稀释至刻度,摇匀。

4. 测定液的配制

精密量取供试品溶液与对照品溶液各 2 ml,分别置预先精密加入三氯甲烷 10 ml 的分液漏斗中,各加溴甲酚绿溶液(取溴甲酚绿 50 mg 与邻苯二甲酸氢钾 1.021 g,加 0.2 mol/L 氢氧化钠溶液 6.0 ml 使溶解,再用水稀释至 100 ml,摇匀,必要时滤过)2.0 ml,振摇提取 2 分钟后,静置使分层,分取澄清的三氯甲烷液。

5. 装液(图 8 - 2)

用盛装液润洗比色皿后,将空白溶液、供试品溶液与对照品溶液分别盛于 1 cm 厚的比色皿中,用擦镜纸擦干,分别放在 UV-1100 型紫外-可见分光光度计样品室的比色皿架上,关闭样品室的盖子。

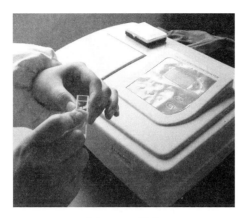

图 8 - 2　装液

6. 样品测定(图 8 - 3)

按照 UV-1100 型紫外-可见分光光度计操作规程进行操作,测定供试品的吸光度值,并记录数据。照上述方法分别测定另外 9 片。

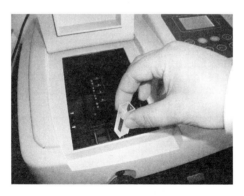

图 8 - 3　样品测定

五、注意事项

1. 供试品必须溶解完全,必要时可用乳钵研磨或超声处理,促使溶解,并定量转移至量瓶中。

2. 测定时溶液必须澄清,如滤过不清,可离心后取澄清液测定。

3. 用紫外-可见分光光度法测定含量均匀度时,所用溶剂需一次配够,当用量较大时,即使是同一批号的溶剂,也应混合均匀后使用。

实训原始记录

_____年___月___日 室温:_____℃ 相对湿度:_____%

1. 仪器与测定条件

紫外-可见分光光度计编号:_____。

2. 结果与计算(原始数据及图谱见附_____页)

药品名称											
药品规格											
每片的标示含量											
每片实际含量	1	2	3	4	5	6	7	8	9	10	
平均值											
标示量与均值之差的绝对值											
标准差											

3. 计算公式

(1) 数据记录与计算:

① 每片的标示含量(X):$X=\dfrac{每片的实际含量}{标示量}\times100\%$;

② 平均标示含量 $\overline{X}$;

③ 标示量与均值之差的绝对值 $A(A=|100-X|)$;

④ 标准差(S):$S=\sqrt{\dfrac{\sum(X-\overline{X})^2}{n-1}}$。

(2)《中国药典》(2020年版)规定

除另有规定外,取供试品10个,照各品种项下规定的方法,分别测定每一个单剂以标示量为100的相对含量。

若 $A+1.80S\leqslant15.0$,则符合规定。

若 $A+S>15.0$,则不符合规定。

若 $A+1.80S>15.0$ 且 $A+S\leqslant15.0$ 应另取 20 片做复试。根据初、复试结果,计算 30 片的均值、标准差 S、标示量与均值之差的绝对值 A。再按下述公式计算并判定。

当 $A\leqslant0.25L$ 时,若 $A^2+S^2\leqslant0.25L^2$,则供试品的含量均匀度符合规定;若 $A^2+S^2>0.25L^2$ 则不符合规定。

当 $A>0.25L$ 时,若 $A+1.7S\leqslant L$,则供试品的含量均匀度符合规定;若 $A+1.7S>L$,则不符合规定。

上述公式中 L 为规定值。除另有规定外,$L=15.0$。

4. 结果:＿＿＿＿＿＿＿规定。

任务四 含量测定

一、实训目的

1. 熟悉紫外-分光光度计的原理和操作方法。

2. 掌握吸收系数法测定硫酸阿托品片的原理和计算方法。

二、实训原理

硫酸阿托品(atropine sufate)是一种抗胆碱药。用于感染中毒性休克、有机磷农药中毒、内脏绞痛、散瞳验光检查、麻醉前给药及减少支气管黏液分泌等。《中国药典》(2020 年版)采用紫外-可见分光光度法检测硫酸阿托品的含量。

三、实训器材

四、实训步骤

1. 仪器的准备与调零同含量均匀度检查。

2. 供试品溶液的配制

取本品 20 片,精密称定,研细,精密称取适量(约相当于硫酸阿托品 2.5 mg),置 50 ml 量瓶中,加水振摇使硫酸阿托品溶解并稀释至刻度,滤过,取续滤液。

3. 对照品溶液的配制

取硫酸阿托品对照品约 25 mg,精密称定,置 25 ml 量瓶中,加水溶解并稀释至刻度,摇匀,精密量取 5 ml,置 100 ml 量瓶中,用水稀释至刻度,摇匀。

4. 测定

精密量取供试品溶液与对照品溶液各 2 ml,分别置预先精密加入三氯甲烷 10 ml 的分液漏斗中,各加溴甲酚绿溶液(取溴甲酚绿 50 mg 与邻苯二甲酸氢钾 1.021 g,加 0.2 mol/L

氢氧化钠溶液 6.0 ml 使溶解,再用水稀释至 100 ml,摇匀,必要时滤过)2.0 ml,振摇提取 2 分钟后,静置使分层,分取澄清的三氯甲烷液。

在吸光度(A)模式,用待测溶液荡洗比色皿 2～3 次,将待测溶液倒入比色皿,溶液量约为比色皿高度的 3/4,用擦镜纸将透光面擦拭干净,按一定的方向,将比色皿放入样品架。合上样品室盖,拉动样品架拉杆使其进入光路,读取测量数据,反复三次,取其平均值,在 420 nm 的波长处分别测定吸光度,计算,并将结果乘以 1.027。

5. 测量完毕

关闭电源,盖好防尘罩,结束试验。

6. 实训结束

按操作流程关闭仪器,整理打扫实训台。

五、注意事项

1. 不同的紫外-分光光度计在操作指令上会有所不同,以仪器的操作规程为准。
2. 测量完毕后,清理样品室,将比色皿清洗干净。

实训原始记录

_____年____月____日　　室温:_____℃　　相对湿度:_____%

1. 仪器与测定条件

紫外-可见分光光度计型号:_____;检测波长:_____。

2. 结果与计算(原始数据及图谱见附_____页)

样品名称		规格		平均片重	
取样量		稀释体积			
对照品重量		对照品浓度			
样品溶液吸收度					
平均值					
对照品,溶液吸收度					
平均值					

计算公式:

$$标示量=\frac{C_R \times \dfrac{A_X}{A_R} \times D \times V \times \overline{W}}{m \times m_S} \times 100\%$$

3. 《中国药典》(2020 年版)规定:本品含硫酸阿托品$[(C_{17}H_{23}NO_3)_2 \cdot H_2SO_4 \cdot H_2O]$应为标示量的 90.0%～110.0%。

结果:_____规定。

检验报告单

报告书编号：　　　　　　　　　　检品编号：

品　　名		规　　格	
批　　号		包　　装	
生产单位		效　　期	
送检单位		检品数量	
检验目的		收检日期	
检验项目		报告日期	
检验依据			
检验项目	标准规定		检验结果
【性状】			
【鉴别】			
【检查】			
【含量测定】			
结　　论			

检验者		校对者		审核者	
日　期		日　期		日　期	

任务五　自主设计练习

——盐酸麻黄碱质量分析

查阅《中国药典》(2020 年版)，自主完成对盐酸麻黄碱质量分析的实训设计。

性状与鉴别

一、实训器材

_____

_____

_____

二、实训步骤

_____

_____

_____

_____

_____

检查

【有关物质】

一、实训器材

_____

_____

_____

二、实训步骤

含量测定

一、实训器材

二、实训步骤

（赵克霞）

项目九　葡萄糖氯化钠注射液质量分析

葡萄糖氯化钠注射液在临床使用广泛，能够补充热能和体液，用于各种原因引起的进食不足或大量体液丢失。但其中的葡萄糖脱水会形成5-羟甲基糠醛，对人体具有一定毒害，它可以引起动物横纹肌麻痹及内脏损害，并且其聚合物为一种有色物质，影响葡萄糖氯化钠注射液的溶液颜色。因此《中国药典》（2020年版）规定，按要求稀释后在284 nm波长处测定5-羟甲基糠醛吸光度不大于0.25。在对葡萄糖氯化钠注射液质量分析中，应严格按照其质量标准进行检测，防止不合格药品流入市场，保证药品的安全性。

任务一　预习

《中国药典》(2020 年版)

葡萄糖氯化钠注射液
Putaotang Luhuana Zhusheye
Glucose and Sodium Chloride Injection

本品为葡萄糖或无水葡萄糖与氯化钠的灭菌水溶液。含葡萄糖($C_6H_{12}O_6 \cdot H_2O$)与氯化钠(NaCl)均应为标示量的 95.0%～105.0%。

【性状】本品为无色的澄明液体。

【鉴别】

(1) 取本品,缓缓滴入微温的碱性酒石酸铜试液中,即生成氧化亚铜的红色沉淀。

(2) 本品显钠盐与氯化物鉴别(1)的反应(通则 0301)。

【检查】

pH　应为 3.5～5.5(通则 0631)。

羟甲基糠醛　精密量取本品适量(约相当于葡萄糖 0.1 g),置 50 ml 量瓶中,用水稀释至刻度,摇匀,照紫外-可见分光光度法(通则 0401)在 284 nm 的波长处测定,吸光度不得大于 0.25。

重金属　取本品适量(约相当于葡萄糖 3 g),必要时,蒸发至约 20 ml,放冷,加醋酸盐缓冲液(pH 3.5)2 ml 与水适量使成 25 ml,依法检查(通则 0821 第一法),含重金属不得超过百万分之五。

细菌内毒素　取本品,依法检查(通则 1143),每 1 ml 中含内毒素的量应小于 0.50 EU。

无菌　取本品,经薄膜过滤法,以金黄色葡萄球菌为阳性对照菌,依法检查(通则 1101),应符合规定。

其他　应符合注射剂项下有关的各项规定(通则 0102)。

【含量测定】

葡萄糖　取本品,在 25 ℃时,依法测定旋光度(通则 0621)与 2.0852 相乘,即得供试量

中含有 $C_6H_{12}O_6 \cdot H_2O$ 的重量(g)。

氯化钠 精密量取本品 10 ml(含氯化钠 0.9%),加水 40 ml 或精密量取本品 50 ml(含氯化钠 0.18%),加 2% 糊精溶液 5 ml、2.5% 硼砂溶液 2 ml 与荧光黄指示液 5～8 滴,用硝酸银滴定液(0.1 mol/L)滴定。每 1 ml 硝酸银滴定液(0.1 mol/L)相当于 5.844 mg 的 NaCl。

【类别】体液补充药。

【规格】

(1) 50 ml:葡萄糖 4 g 与氯化钠 0.09 g。

(2) 100 ml:葡萄糖 5 g 与氯化钠 0.9 g。

(3) 100 ml:葡萄糖 8 g 与氯化钠 0.18 g。

(4) 100 ml:葡萄糖 10 g 与氯化钠 0.9 g。

(5) 250 ml:葡萄糖 12.5 g 与氯化钠 2.25 g。

(6) 250 ml:葡萄糖 20 g 与氯化钠 0.45 g。

(7) 250 ml:葡萄糖 25 g 与氯化钠 2.25 g。

(8) 500 ml:葡萄糖 25 g 与氯化钠 4.5 g。

(9) 500 ml:葡萄糖 50 g 与氯化钠 5 g。

(10) 1 000 ml:葡萄糖 50 g 与氯化钠 9 g。

【贮藏】密闭保存。

预习报告

问题：

1. 除以上标准中的检查项目,葡萄糖氯化钠注射液还有哪些常规检查项目?

_____

_____

_____

2. 紫外-可见分光光度计、旋光仪包括哪些组成部分?

_____

_____

_____

3. 含量测定项下,硝酸银滴定液如何配制?

_____

_____

_____

4. 根据《中国药典》(2020 年版),将本项目各实训任务中的实训器材补充完整,在此处列出主要实训器材,实训课中查缺补漏。

_____

_____

_____

_____

任务二 性状与鉴别

一、实训目的

1. 掌握葡萄糖的鉴别反应原理与操作方法。

2. 熟悉性状与鉴别的常用检查方法。

二、实训原理

葡萄糖的醛基具有还原性,在碱性条件下可将铜离子还原,生成红色的氧化亚铜沉淀。氯化钠显钠盐与氯化物鉴别反应。

$$C_6H_{12}O_6 + 2Cu^{2+} + 4OH^- \longrightarrow C_6H_{12}O_7 + Cu_2O\downarrow + 2H_2O$$

三、实训器材

_____

_____

_____

四、实训步骤

1. **性状** 取葡萄糖氯化钠注射液适量,观察并记录结果。

2. **鉴别**

(1) 取本品,缓缓滴入微温的碱性酒石酸铜试液中,即生成氧化亚铜的红色沉淀。

(2) 本品显钠盐与氯化物鉴别(1)的反应(通则0301)。

① 钠盐:取铂丝,用盐酸湿润后,蘸取供试品,在无色火焰中燃烧,火焰即显鲜黄色。

② 氯化物:取供试品溶液,加稀硝酸使成酸性后,滴加硝酸银试液,即生成白色凝乳状沉淀;分离,沉淀加氨试液即溶解,再加稀硝酸酸化后,沉淀复生成。

五、注意事项

1. 加碱性酒石酸铜试液后应摇匀。

2. 焰色反应过程中,注意不要被烧伤,拿出时记得戴手套。

实训原始记录

_____年____月____日   室温:_____℃   相对湿度:_____%

药品名称:_____;药品规格:_____。

【性状】

1. 本品为_____。

2.《中国药典》(2020 年版)规定:本品为无色的澄明液体。

3. 结果:_____规定。

【鉴别】

1. 取样量:_____ml;观察结果:_____。

《中国药典》(2020 年版)规定:生成氧化亚铜的红色沉淀。

结果:_____规定。

2. 取样量:_____ml;观察结果:_____。

《中国药典》(2020 年版)规定:黄色火焰。

结果:_____规定。

3. 取样量:_____ml;观察结果:_____。

《中国药典》(2020 年版)规定:白色浑浊。

结果:_____规定。

任务三　检查
（5-羟甲基糠醛）

一、实训目的

1. 掌握葡萄糖注射液中5-羟甲基糠醛的检查方法。
2. 熟悉紫外-分光光度计的使用方法。
3. 了解紫外-分光光度计的基本原理。

二、实训原理

葡萄糖注射液中5-羟甲基糠醛的产生：5-羟甲基糠醛是葡萄糖等单糖化合物在高温或弱酸等条件下脱水产生的醛类化合物，该类化合物易分解成乙酰丙酸和甲酸，或发生聚合反应，反应式如下：

5-羟甲基糠醛为葡萄糖注射液在放置及加热灭菌过程中的分解产物。由于5-羟甲基糠醛损害人体横纹肌和内脏，在葡萄糖注射液中应控制5-羟甲基糠醛的限量。虽然5-羟甲基糠醛本身无色，但当灭菌温度超过120 ℃、时间超过30分钟，则溶液开始变色，并随温度升高、时间延长而加深。葡萄糖注射液颜色的深浅与产生5-羟甲基糠醛的量成正比，因此5-羟甲基糠醛的量可反映产品中葡萄糖的分解程度。

5-羟甲基糠醛的最大吸收波长为284 nm，该波长处的干扰较少，故可用紫外-分光光度法检测5-羟甲基糠醛的含量，方法简单，结果可靠，可作为5-羟甲基糠醛的优选方法。《中国药典》(2020年版)、英国药典、美国药典、日本药局方中的葡萄糖注射液，均采用此法。

三、实训器材

_____

_____

_____

四、实训步骤

1. 仪器的准备(图 9 - 1)

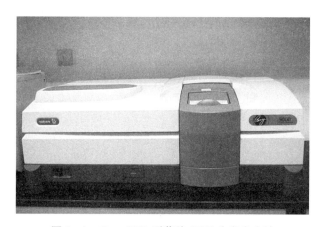

图 9 - 1　Cary 5000 型紫外-可见分光光度计

2. 仪器的操作

(1) 打开仪器开关,仪器使用前应预热 30 分钟。

(2) 转动波长旋钮,观察波长显示窗,调整至需要的测量波长。

(3) 根据测量波长,拨动光源切换杆,手动切换光源。200～339 nm 使用氘灯,切换杆拨至紫外区;340～1 000 nm 使用卤钨灯,切换杆拨至可见区。

(4) 调 T 零:在透视比(T)模式,将遮光体放入样品架,合上样品室盖,拉动样品架拉杆使其进入光路。按"调 0%"键,屏幕上显示"000.0"或"－000.0"时,调 T 零完成。

(5) 调 100%T/0A:先用参比(空白)溶液荡洗比色皿 2～3 次,将参比(空白)溶液倒入比色皿,溶液量约为比色皿高度的 3/4,用擦镜纸将透光面擦拭干净,按一定的方向,将比色皿放入样品架。合上样品室盖,拉动样品架拉杆使其进入光路。按下"调 100%"键,屏幕上显示"BL"延时数秒便出现"100.0"(T 模式)或"000.0""－000.0"(A 模式)。调 100%T/0A 完成。

3. 溶液的配制

精密量取 5%葡萄糖注射液 20 ml(约相当于葡萄糖 1.0 g),置 100 ml 容量瓶中,用水稀释至刻度,摇匀,作为待测溶液,备用。

4. 样品的测定

在吸光度(A)模式,参照步骤 2 再次调节 100％T/0A。用待测溶液荡洗比色皿 2～3 次,将待测溶液倒入比色皿,溶液量约为比色皿高度的 3/4,用擦镜纸将透光面擦拭干净,按一定的方向,将比色皿放入样品架。合上样品室盖,拉动样品架拉杆使其进入光路,读取测量数据,反复三次,取其平均值即得。

5. 测量完毕

(1) 测量完毕后,清理样品室,将比色皿清洗干净,倒置晾干后收起。

(2) 关闭电源,盖好防尘罩,结束试验。

6. 实训结束　按操作流程关闭仪器,整理打扫实训台。

五、注意事项

1. 为了防止光电管疲劳,不测定时必须将试样室盖打开,使光路切断,以延长光电管的使用寿命。

2. 取拿比色皿时,手指只能捏住比色皿的毛玻璃面,而不能触碰比色皿的光学表面。

3. 比色皿应配对使用,不得混用。置入样品架时,石英比色皿上端的"Q"标记(或箭头)、玻璃比色皿上端的"G"标记方向应一致。

4. 比色皿不能用碱溶液或氧化性强的洗涤液洗涤,也不能用毛刷清洗。比色皿外壁附着的水或溶液应用擦镜纸或细而软的吸水纸吸干,不要擦拭,以免损伤它的光学表面。

实训原始记录

_____年____月____日　　室温:_____℃　　相对湿度:_____%

1. 仪器与测定条件

紫外-可见分光光度计型号:_____;

比色皿:_____;

测定波长:_____。

2. 溶液的制备

葡萄糖注射液规格:_____;

取样量_____ ml(约相当于葡萄糖1.0 g);

供试液体积:_____。

3. 测定结果

测定次数	第一次	第二次	第三次
吸收度(A)			

4.《中国药典》(2020年版)规定:吸光度不得大于0.25。

5. 结果:_____规定。

任务四　含量测定

一、实训目的

1. 掌握旋光仪测定药物含量的方法。

2. 熟悉银量法测定药物含量的方法。

3. 了解旋光仪的基本原理及操作条件。

二、实训原理

1. 葡萄糖含量测定原理

旋光度(α)与溶液的浓度(c)和偏振光透过溶液的厚度(l)成正比。当偏振光通过厚1 dm 且每1 ml 中含有旋光性物质 1 g 的溶液,使用光线波长为钠光 D 线(589.3 nm),测定温度为 t ℃时,测得的旋光度称为该物质的比旋度,以$[\alpha]_{D}^{t}=\dfrac{100\times\alpha}{l\times c}$表示。一定条件下的旋光度是旋光性物质的特性常数。

葡萄糖分子结构中有多个不对称碳原子,具有旋光性,为右旋体,测定葡萄糖的比旋度,可以鉴别药物,也可以反映药物的纯杂程度。

2.085 2 的由来:+52.75 为无水葡萄糖的比旋度,按下式计算无水葡萄糖的浓度:

$$无水葡萄糖浓度(c)=\dfrac{100\cdot\alpha}{[\alpha]_{D}\cdot l}$$

如果换算成一水葡萄糖浓度(c')时,则应为:

$$c'=c\times\dfrac{198.17(一水葡萄糖的分子量)}{180.16(无水葡萄糖的分子量)}=\alpha\times\dfrac{100}{52.75\times1}\times\dfrac{198.17}{180.16}=\alpha\times2.082\ 5$$

因此测定葡萄糖溶液的旋光度可以求得其含量。

2. 氯化钠含量测定原理

吸附指示剂法(法扬司法):是利用沉淀对有机染料吸附而改变其颜色来指示滴定终点的方法。一般以硝酸银作滴定剂。能够被沉淀吸附的有机染料称为吸附指示剂。使沉淀保持胶状,防止 AgCl 沉淀的凝聚,可以加入糊精、淀粉溶液等保护胶体;控制适当的酸度;应避免在强光照射下滴定。因为卤化银遇光易分解,析出银呈灰黑色,影响终点的观察。

三、实训器材

_____

_____

_____

四、实训步骤

1. 葡萄糖的含量测定

（1）仪器的准备工作（图9-2）

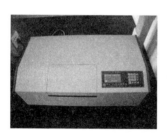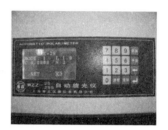

图 9-2　自动旋光仪

（2）供试液的配制（图9-3）

精密量取葡萄糖注射液适量（制成每1 ml中含葡萄糖10 g的溶液），置于100 ml容量瓶，加氨试液0.2 ml（10%或10%以下规格的本品可直接取样测定），用水稀释至刻度，摇匀，静置10分钟，即得供试液。

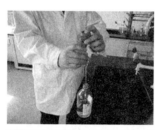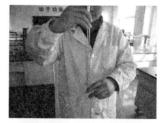

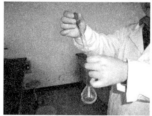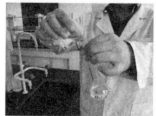

图 9-3　配制供试液

（3）调整零点(图 9 - 4)

将旋光管用蒸馏水冲洗数次,缓缓注满蒸馏水(注意勿使发生气泡),小心盖上玻璃片、橡胶垫和螺帽,旋紧旋光管两端螺帽时,不应用力过大以免产生应力造成误差,然后以软布或擦镜纸揩干、擦净,按一定方向将旋光管置于旋光计内,调整零点。

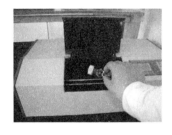 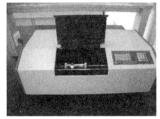 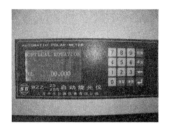

图 9 - 4　调整零点

（4）测定

将旋光管用供试液冲洗数次,按上述同样方式装入供试液并按同一方向置于旋光计内,同法读取旋光度 3 次,取其平均值与 2.085 2 相乘,即得供试液的旋光度。根据供试液的旋光度,求得葡萄糖注射液中 $C_6H_{12}O_6 \cdot H_2O$ 的含量。

（5）注意事项

① 钠光灯开启后至少 30 分钟后发光才能稳定,测定或读数时应在发光稳定后进行。

② 测定时应调节温度至 20 ℃±0.5 ℃。

③ 供试液应不显浑浊或含有混悬的小粒,否则应预先过滤并弃去初滤液。

④ 测定结束后须将测定管洗净晾干,不许将盛有供试品的测试管长时间置于仪器样品室内;仪器不使用时样品室可放硅胶吸潮。

2. 氯化钠的含量测定

（1）精密量取本品 10 ml(含氯化钠 0.9%),加水 40 ml 或精密量取本品 50 ml(含氯化钠 0.18%)。

（2）仪器准备:准备好酸碱滴定管,并装好硝酸银滴定液(图 9 - 5)。

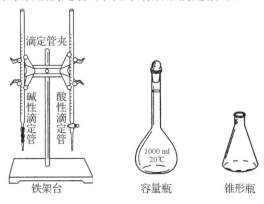

图 9 - 5　酸碱滴定管

（3）测定：加 2％糊精溶液 5 ml、2.5％硼砂溶液 2 ml 与荧光黄指示液 5～8 滴，立即用硝酸银滴定液（0.1 mol/L）滴定（控制滴定速度在每分钟 3～5 ml）（图 9-6），至溶液变色在 20 秒内不褪色，即完成滴定。每 1 ml 硝酸银滴定液（0.1 mol/L）相当于 5.844 mg 的 NaCl。

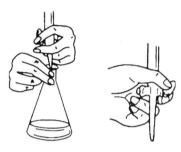

图 9-6 酸碱滴定管的使用方法

（4）注意事项

① 滴定时避免阳光直射，因卤化银遇光易分解，使沉淀变为灰黑色。

② 吸附指示剂法，滴定前加入糊精、淀粉，形成保护胶体，防止沉淀凝聚使吸附指示剂在沉淀的表面发生颜色变化，易于观察终点。

实训原始记录

_____年____月____日　室温：_____℃　相对湿度：_____%

（一）葡萄糖的含量测定

1. 药品名称：_____；药品规格（标示量：g/ml）：_____；

   取样量：_____ml。

2. 数据记录

葡萄糖	1	2	3
α			
α平均值			
标示量百分含量/%			

3. 结果计算

$$\bar{\alpha}=\frac{\alpha_1+\alpha_2+\alpha_3}{3} \qquad 标示量百分含量=\frac{\bar{\alpha}\times 2.085\ 2}{C\times L}\times 100\%$$

式中：α_1、α_2、α_3——测得的旋光度；

　2.085 2——常数；

　C——每 100 ml 溶液中含葡萄糖的重量（g）；

　L——旋光管的长度（dm）。

4.《中国药典》（2020 年版）规定：本品含葡萄糖（$C_6H_{12}O_6 \cdot H_2O$）应为标示量的 95.0%～

　105.0%。

5. 结果：_____规定。

（二）氯化钠的含量测定

1. 药品名称：_____；药品规格（标示量：g/ml）：_____；

   取样量：_____ml；滴定液浓度（mol/ml）：_____；

   硝酸银滴定液的初始体积 V_0（ml）：_____；

   硝酸银滴定液的终点体积 $V_末$（ml）：_____；

   硝酸银滴定液的消耗体积 $V_耗$（ml）：_____。

2. 计算结果

氯化钠注射液的标示量百分含量：

$$C_{标}=\frac{V\times T\times F\times 每支容量}{m\times m_s}\times 100\%$$

$$T=5.844\ \text{mg/ml}, \qquad F=\frac{滴定液实际浓度}{滴定液规定浓度}$$

3. 《中国药典》（2020 年版）规定：本品含氯化钠（NaCl）均应为标示量的 95.0%～105.0%。

4. 结果：_____规定。

检验报告单

报告书编号： 检品编号：

品　　名		规　　格	
批　　号		包　　装	
生产单位		效　　期	
送检单位		检品数量	
检验目的		收检日期	
检验项目		报告日期	
检验依据			
检验项目	标准规定		检验结果
【性状】			
【鉴别】			
【检查】			
【含量测定】			
结　　论			
检验者		校对者	审核者
日　期		日　期	日　期

任务五　自主设计练习

——地高辛片质量分析

查阅《中国药典》（2020 年版），自主完成对地高辛片质量分析的实训设计。

性状与鉴别

一、实训器材

二、实训步骤

检查

【有关物质】

一、实训器材

二、实训步骤

【干燥失重】

一、实训器材

二、实训步骤

含量测定

一、实训器材

二、实训步骤

（赵克霞）

项目十　阿苯达唑质量分析

　　原料药处于医药产业链上游,是保障药品供应、满足人民用药需求的基础。近年来,我国原料药产业快速发展,对保障人民健康、促进经济发展发挥了重要作用。同时,原料药产业还存在产品同质化严重、产业集中度不高、生产技术相对落后、环境成本较高等问题。为进一步推进原料药产业绿色升级,助力医药行业高质量发展,国家药品监督管理局等四部门联合发布了《推动原料药产业绿色发展的指导意见》。坚持以习近平新时代中国特色社会主义思想为指导,坚持新发展理念,通过调整产业结构、优化产业布局、推动技术创新、推行绿色标准、严格行业监管,不断促进产业集聚,提升绿色生产水平,实现原料药产业高质量发展。因此,控制原料药的质量具有重要意义。作为一名药学相关专业的学生,在学校中学习好原料药质量分析的相关知识,打下坚实的理论和实践基础,为以后踏入社会作出自己的贡献而奋斗。

任务一 预习

《中国药典》(2020 年版)

阿苯达唑

Abendazuo

Albendazole

本品为 N -(5 -丙硫基- 1H -苯并咪唑- 2 -基)氨基甲酸甲酯。按干燥品计算,含 $C_{12}H_{15}N_3O_2S$ 不得少于 98.5%。

【性状】本品为白色或类白色粉末;无臭。

本品在丙酮或三氯甲烷中微溶,在乙醇中几乎不溶,在水中不溶;在冰醋酸中溶解。

熔点 本品的熔点(通则 0612)为 206～212 ℃,熔融时同时分解。

吸收系数 取本品约 10 mg,精密称定,置 100 ml 量瓶中,加冰醋酸 5 ml 溶解后,用乙醇稀释至刻度,摇匀,精密量取 5 ml,置 50 ml 量瓶中,用乙醇稀释至刻度,摇匀,照紫外-可见分光光度法(通则 0401),在 295 nm 的波长处测定吸光度,吸收系数($E_{1\,cm}^{1\%}$)为 430～458。

【鉴别】

(1) 取本品约 0.1 g,置试管底部,管口放一湿润的醋酸铅试纸,加热灼烧试管底部,产生的气体能使醋酸铅试纸显黑色。

(2) 取本品约 0.1 g,溶于微温的稀硫酸中,滴加碘化铋钾试液,即生成红棕色沉淀。

(3) 取吸收系数项下的溶液,照紫外-可见分光光度法(通则 0401)测定,在 295 nm 的波长处有最大吸收,在 277 nm 的波长处有最小吸收。

(4) 本品的红外光吸收图谱应与对照的图谱(光谱集 1092 图)一致。如发现在 1 380 cm^{-1} 处的吸收峰与对照的图谱不一致时,可取本品适量溶于无水乙醇中,置水浴上蒸干,减压干燥后测定。

【检查】

有关物质 照薄层色谱法(通则 0502)试验。

溶剂 三氯甲烷-冰醋酸(9∶1)。

供试品溶液　取本品,加溶剂溶解并稀释制成每 1 ml 中约含 10 mg 的溶液。

对照品溶液(1)　精密量取供试品溶液适量,用溶剂定量稀释制成每 1 ml 中约含 100 μg 的溶液。

对照品溶液(2)　精密量取供试品溶液适量,用溶剂定量稀释制成每 1 ml 中约含 20 μg 的溶液。

色谱条件　采用硅胶 G 薄层板,以三氯甲烷-乙醚-冰醋酸(30∶7∶3)为展开剂。

测定法　吸取供试品溶液、对照品溶液(1)与对照品溶液(2)各 5 μl,分别点于同一薄层板上,展开,晾干,立即置紫外光灯(254 nm)下检视。

系统适用性要求　对照品溶液(2)应显一个明显斑点。

限度　供试品溶液如显杂质斑点,其荧光强度与对照品溶液(1)主斑点比较,不得更强。

干燥失重　取本品,在 105 ℃干燥至恒重,减失重量不得过 0.5%(通则 0831)。

炽灼残渣　取本品 1.0 g,依法检查(通则 0841),遗留残渣不得过 0.2%。

铁盐　取炽灼残渣项下遗留的残渣,加盐酸 2 ml,置水浴上蒸干,再加稀盐酸 4 ml,微温溶解后,加水 30 ml 与过硫酸铵 50 mg,依法检查(通则 0807),与标准铁溶液 3.0 ml 制成的对照品溶液比较,不得更深(0.003%)。

【含量测定】取本品约 0.2 g,精密称定,加冰醋酸 20 ml 溶解后,加结晶紫指示液 1 滴,用高氯酸滴定液(0.1 mol/L)滴定至溶液显绿色,并将滴定的结果用空白试验校正。每 1 ml 高氯酸滴定液(0.1 mol/L)相当于 26.53 mg 的 $C_{12}H_{15}N_3O_2S$。

【类别】驱肠虫药。

【贮藏】密闭封存。

【制剂】(1)阿苯达唑片;(2)阿苯达唑胶囊;(3)阿苯达唑颗粒。

预习报告

问题：

1. 除以上标准中的检查项目,阿苯达唑还有哪些常规检查项目?

_____

_____

_____

2. 含量测定项下用到的是什么化学分析方法? 适用于哪些类型的药物?

_____

_____

_____

3. 含量测定项下高氯酸滴定液是否需要标定? 若需要该如何标定?

_____

_____

_____

4. 根据《中国药典》(2020 年版),将本项目各实训任务中的实训器材补充完整,在此处列出主要实训器材,实训课中查缺补漏。

_____

_____

_____

_____

任务二　性状与鉴别

一、实训目的

1. 熟悉性状与鉴别的常用检查方法。

2. 掌握原始记录的规范书写。

二、实训原理

药物的鉴别试验是根据药物的分子结构,采用化学、物理化学或生物学方法判断药物的真伪。阿苯达唑分子结构中含有硫元素,加热生成硫化氢,遇醋酸铅试液生成硫化铅黑色沉淀,可用于鉴别。同时,其分子结构中具有碱性基团,可与生物碱沉淀剂碘化铋钾生成红棕色沉淀。

三、实训器材

_____

_____

_____

四、实训步骤

1. 性状　取阿苯达唑原料适量,观察并记录结果。

2. 鉴别

(1) 取本品约 0.1 g,置试管底部,管口放一湿润的醋酸铅试纸,加热灼烧试管底部,产生的气体能使醋酸铅试纸显黑色。

(2) 取本品约 0.1 g,溶于微温的稀硫酸中,滴加碘化铋钾试液,即生成红棕色沉淀。

五、注意事项

配制稀硫酸等试剂时应注意安全操作。

实训原始记录

_____年____月____日   室温:_____℃   相对湿度:_____%

药品名称:_____;药品规格:_____。

【性状】

1. 本品为_____。

2.《中国药典》(2020 年版)规定:本品为白色或类白色粉末。

3. 结果:_____规定。

【鉴别】

1. 取样量:_____ml;观察结果:_____。

   《中国药典》(2020 年版)规定:试纸显黑色。

   结果:_____规定。

2. 取样量:_____ml;观察结果:_____。

   《中国药典》(2020 年版)规定:红棕色沉淀。

   结果:_____规定。

<h1 style="text-align:center">任务三　检查</h1>
（炽灼残渣）

一、实训目的

1. 掌握炽灼残渣检查法对恒重的操作要求。
2. 熟悉炽灼残渣检查法的计算。

二、实训原理

炽灼残渣系指有机药物经炭化或挥发性无机药物加热分解后，再经高温炽灼，所产生的非挥发性无机杂质的硫酸盐。炽灼残渣检查用于控制有机药物经炭化或挥发性无机药物中非挥发性无机杂质。

三、实训器材

四、实训步骤

准备好恒重坩埚，取供试品 $1.0 \sim 2.0$ g 或各品种项下规定的重量，置坩埚中，缓缓炽灼至完全炭化，放冷至室温；加硫酸 $0.5 \sim 1$ ml 使湿润，低温加热除尽硫酸蒸气；在 $700 \sim 800$ ℃ 炽灼使完全炭化（图 $10 - 1$），转移至干燥器内，放冷至室温；精密称定后，再在 $700 \sim 800$ ℃ 炽灼至恒重，即得。

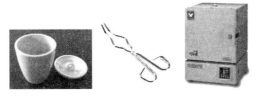

图 10 - 1　实训仪器

五、注意事项

1. 重金属在高温下易挥发,如供试品需将残渣留作重金属检查,则炽灼温度须控制在500~600 ℃。

2. 含氟、钠药物对瓷坩埚有腐蚀,需用铂金坩埚。

3. 连续两次炽灼后称重的差异在 0.3 mg 以下的重量,炽灼至恒重的第二次称重应在继续炽灼 30 分钟后进行。

4. 坩埚温度较高,一定要使用坩埚钳取放,注意安全,防止烫伤。

实训原始记录

_____年___月___日 室温:_____℃ 相对湿度:_____%

1. 仪器型号:_____。

2. 取样量:_____g。

3. 结果与计算

炽灼温度			
供试品编号	1	2	3
空坩埚灼烧后称重			
空坩埚炽灼恒重 W_0/g			
供试品称重 W_1/g			
残渣及坩埚炽灼后称重			
残渣及坩埚炽灼后恒重 W_2/g			
炽灼残渣/%			
炽灼残渣平均值/%			

计算公式: $$炽灼残渣含量=\frac{残渣及坩埚重-空坩埚重}{供试品重}\times100\%$$

《中国药典》(2020年版)规定:遗留残渣不得过0.2%。

4. 结果:_____规定。

任务四　含量测定

一、实训目的

1. 掌握非水溶液滴定法测定阿苯达唑的操作技能及相关计算。

2. 熟悉非水溶液滴定法测定药物含量的基本原理。

二、实训原理

阿苯达唑是一种咪唑衍生物类广谱驱肠虫药物,不溶于水,在冰醋酸中溶解。阿苯达唑原料药加冰醋酸溶解后,加结晶紫指示液,用高氯酸滴定液滴定至溶液显绿色,并将滴定的结果用空白试验校正,根据滴定液使用量,计算阿苯达唑的含量。

三、实训器材

_____

_____

_____

四、实训步骤

1. 试液制备

(1) 高氯酸滴定液(0.1 mol/L)

① 配制:取无水冰醋酸(按含水量计算,每 1 g 水加醋酐 5.22 ml)750 ml,加入高氯酸(70%~72%)8.5 ml,摇匀,放冷,加无水冰醋酸适量使成 1 000 ml,摇匀,放置 24 小时。若所测供试品易乙酰化,则须用水分测定法测定本液的含水量,再用水和醋酐调节至本液的含水量为 0.01%~0.2%。

② 标定:取在 105 ℃ 干燥至恒重的基准邻苯二甲酸氢钾约 0.16 g,精密称定,加无水冰醋酸 20 ml 使溶解,加结晶紫指示液 1 滴,用本液缓缓滴定至蓝色,并将滴定结果用空白试验校正。根据滴定液的消耗量与邻苯二甲酸氢钾的取用量,计算出本滴定液的实际浓度。

（2）结晶紫指示液

取结晶紫 0.5 g，加冰醋酸 100 ml 使溶解。

2. 样品测定

精密称取供试品约 0.2 g，加冰醋酸 20 ml 溶解后，加结晶紫指示液 1 滴（图 10-2），用高氯酸滴定液（0.1 mol/L）滴定至溶液显绿色（图 10-3），并将滴定的结果用空白试验校正。每 1 ml 高氯酸滴定液（0.1 mol/L）相当于 26.53 mg 的 $C_{12}H_{15}N_3O_2S$。

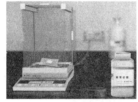
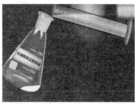
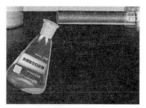
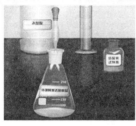
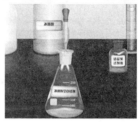

图 10-2　配制供试液与空白试液

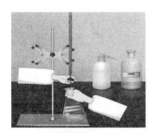
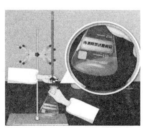
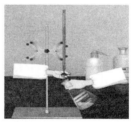
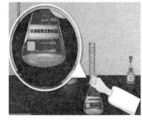
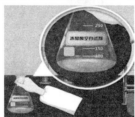

（图 10-3 彩图）

图 10-3　滴定过程中颜色的变化

五、注意事项

1. 高氯酸有腐蚀性，使用过程中做好防护，防止灼伤。

2. 高氯酸（70%～72%）不应与醋酐直接混合，以免发生剧烈反应，致使溶液显黄色；因此在配制本滴定液时,应先用无水冰醋酸将高氯酸稀释后,再缓缓滴加醋酐,滴速不宜过快,并边加边摇,使之混合均匀。

3. 高氯酸滴定液应贮存于具塞棕色玻瓶中,或用黑布包裹,避光密闭保存;如溶液显黄色,即表示部分高氯酸分解,不可再使用。

4. 根据《中国药典》的规定,高氯酸滴定液的标定或滴定供试品时,其消耗量约为 8 ml,因此宜选用 10 ml 的滴定管,其读数应准确至 0.01 ml。

5. 样品测定及空白试验时候注意观察颜色的变化,正确判断终点。

6. 滴定液标定时的温度与样品测定时的温度若有差异,必要时需进行校正。

实训原始记录

_____年___月___日　室温：_____℃　相对湿度：_____%

1. 仪器与测定条件

分析天平编号：_____;滴定管容量：_____;

滴定液名称：_____;浓度 $C_标$：_____mol/L;

滴定度 N：_____,指示剂：_____。

2. 高氯酸滴定液(0.1 mol/L)标定的计算

编号	1	2	3
基准物质取样量/mg			
滴定管起始读数/ml			
滴定管终点读数/ml			
消耗滴定液体积 V_1/ml			
空白试验消耗体积 V_2/ml			
实际消耗滴定液体积(V_1-V_2)/ml			
滴定液标定实际浓度 C/mol · L^{-1}			
滴定液标定实际平均浓度 $\bar{C}$/mol · L^{-1}			

高氯酸滴定液标定的浓度 $C(mol \cdot L^{-1})$ 按下式计算：

$$C = \frac{m}{(V_1 - V_2) \times 204.2}$$

式中：m——基准邻苯二甲酸氢钾的称取量(mg)；

　　　V_1——基准物消耗滴定液的体积(ml)；

　　　V_2——空白消耗滴定液的体积(ml)；

　　　204.2——基准物质邻苯二甲酸氢钾的摩尔质量。

3. 供试品含量计算

温度：_____℃		相对湿度：_____%	
编号	1	2	3
取样量/mg			
滴定管起始读数/ml			
滴定管终点读数/ml			
消耗滴定液体积V/ml			
空白试验消耗体积V_0/ml			
实际消耗滴定液体积$(V-V_0)$/ml			
供试品含量/%			
供试品平均含量/%			

原料药含量计算公式：

$$含量 = \frac{(V-V_0) \times T \times F}{m} \times 100\%$$

式中，m——阿苯达唑原料药的取样量；

V——供试品消耗滴定液的体积；

V_0——空白消耗滴定液的体积；

T——高氯酸滴定液的滴定度；

F——滴定液的浓度校正因数，$F = \dfrac{实际摩尔浓度}{规定摩尔浓度}$。

4. 《中国药典》(2020 年版)规定：按干燥品计算，含 $C_{12}H_{15}N_3O_2S$ 不得少于 98.5%。

5. 结果：_____规定。

检验报告单

报告书编号：   检品编号：

品　　名		规　　格	
批　　号		包　　装	
生产单位		效　　期	
送检单位		检品数量	
检验目的		收检日期	
检验项目		报告日期	
检验依据			

检验项目	标准规定	检验结果
【性状】		
【鉴别】		
【检查】		
【含量测定】		
结　　论		

检验者		校对者		审核者	
日　期		日　期		日　期	

任务五　自主设计练习
——阿苯达唑片质量分析

查阅《中国药典》(2020 年版),自主完成对阿苯达唑片质量分析的实训设计。

性状与鉴别

一、实训器材

_____

_____

_____

二、实训步骤

_____

_____

_____

_____

_____

检查

【溶出度】

一、实训器材

_____

_____

_____

二、实训步骤

含量测定

一、实训器材

二、实训步骤

（程梅梅）

项目十一 多潘立酮片质量分析

多潘立酮片为胃肠促动力药，直接作用于胃肠壁，可增加食道下部括约肌张力，防止胃-食道反流，增强胃蠕动，促进胃排空，协调胃与十二指肠运动，抑制恶心、呕吐，并能有效地防止胆汁反流，不影响胃液分泌。多潘立酮在加拿大上市有30余年的时间，在此期间，加拿大卫生部收到了19例与多潘立酮有关的严重心脏事件报告（主要是QT间期延长和心律失常），通过流行病学分析，认为与多潘立酮的使用相关。而在最早上市的欧洲，欧洲药品监管机构（以下简称EMA）在1985年就发现了多潘立酮注射剂具有心脏相关的副作用而决定将该剂型撤市，由于口服多潘立酮安全性良好，因此保留了多潘立酮的口服剂型。

任务一　预习

《中国药典》(2020 年版)

多潘立酮片
Duopanlitong Pian
Domperidone Tablets

本品含多潘立酮($C_{22}H_{24}ClN_5O_2$)应为标示量的 90.0%～110.0%。

【性状】本品为白色片。

【鉴别】

(1) 照薄层色谱法(通则 0502)试验。

供试品溶液　取本品的细粉适量(约相当于多潘立酮 10 mg),加二氯甲烷-甲醇(1∶1) 10 ml,振摇使多潘立酮溶解,滤过,取续滤液。

对照品溶液　取多潘立酮对照品适量,加二氯甲烷-甲醇(1∶1)溶解制成每 1 ml 中含 1 mg 的溶液。

色谱条件　采用硅胶 GF_{254} 薄层板,以乙酸乙酯-二氯甲烷-甲醇-醋酸盐缓冲液(pH 4.7) (取 1 mol/L 醋酸溶液 10 ml 及水 30 ml,混匀,用 1 mol/L 氢氧化钠溶液调节 pH 至 4.7,用 水稀释至 50 ml)(54∶23∶18∶5)为展开剂。

测定法　吸取供试品溶液与对照品溶液各 10 μl,分别点于同一薄层板上,展开,晾干, 置紫外光灯(254 nm)下检视。

结果判定　供试品溶液所显主斑点的位置和颜色应与对照品溶液主斑点的位置和颜色 一致。

(2) 在含量测定项下记录的色谱图中,供试品溶液主峰的保留时间应与对照品溶液主 峰的保留时间一致。

【检查】

有关物质　照高效液相色谱法(通则 0512)测定。

供试品溶液 取本品的细粉适量(约相当于多潘立酮 25 mg),置 50 ml 量瓶中,加流动相约 25 ml 使多潘立酮溶解,用流动相稀释至刻度,摇匀,滤过,取续滤液。

对照品溶液 精密量取供试品溶液 1 ml,置 100 ml 量瓶中,用流动相稀释至刻度,摇匀。

色谱条件 用十八烷基硅烷键合硅胶为填充剂;以甲醇-0.5%醋酸铵(60∶40)为流动相;检测波长为 285 nm;柱温为 30 ℃;进样体积为 20 μl。

系统适用性要求 理论板数按多潘立酮峰计算不低于 3 000。

测定法 精密量取供试品溶液与对照品溶液,分别注入液相色谱仪,记录色谱图至主峰保留时间的 2 倍。

限度 供试品溶液色谱图中如有杂质峰,各杂质峰面积的和不得大于对照品溶液主峰面积(1.0%)。

含量均匀度 取本品 1 片,置乳钵中研细,加甲醇适量分次研磨并移置 25 ml 量瓶(5 mg 规格)或 50 ml 量瓶(10 mg 规格)中,照含量测定项下的方法,自"加甲醇适量,超声使多潘立酮溶解"起,依法测定含量,应符合规定(通则 0941)。

溶出度 照溶出度与释放度测定法(通则 0931 第二法)测定。

溶出条件 以氯化钠 2 g,加水适量使溶解,加盐酸 7 ml,用水稀释至 1 000 ml,摇匀,取 500 ml 为溶出介质,转速为每分钟 75 转,依法操作,经 30 分钟时取。

供试品溶液 取溶出液适量,滤过,取续滤液。

对照品溶液 取多潘立酮对照品适量,精密称定,用甲醇溶解并定量稀释制成每 1 ml 中含 1 mg 的溶液,精密量取 1 ml,置 100 ml 量瓶(5 mg 规格)或 50 ml 量瓶(10 mg 规格)中,用溶出介质稀释至刻度,摇匀。

测定法 取供试品溶液与对照品溶液,照紫外-可见分光光度法(通则 0401),在 284 nm 的波长处分别测定吸光度,计算每片的溶出量。

限度 标示量的 80%,应符合规定。

其他 应符合片剂项下有关的各项规定(通则 0101)。

【含量测定】照高效液相色谱法(通则 0512)测定。

供试品溶液 取本品 20 片,精密称定,研细,精密称取适量(约相当于多潘立酮 10 mg),置 50 ml 量瓶中,加甲醇适量,超声使多潘立酮溶解,放冷,用甲醇稀释至刻度,摇匀,滤过,精密量取续滤液 5 ml,置 25 ml 量瓶中,用流动相稀释至刻度,摇匀。

对照品溶液 取多潘立酮对照品约 10 mg,置 50 ml 量瓶中,加甲醇适量,超声使溶解,放冷,用甲醇稀释至刻度,摇匀,精密量取 5 ml,置 25 ml 量瓶中,用流动相稀释至刻度,摇匀。

色谱条件与系统适用性要求 见有关物质项下。

测定法 精密量取供试品溶液与对照品溶液,分别注入液相色谱仪,记录色谱图,按外标法以峰面积计算。

【类别】同多潘立酮。

【规格】(1) 5 mg;(2) 10 mg。

【贮藏】遮光,密封保存。

预习报告

问题：

1. 除以上标准中的检查项目,多潘立酮片还有哪些常规检查项目?

   _____

   _____

   _____

2. 溶出度与释放度测定法有哪些方法?

   _____

   _____

   _____

3. 含量测定项下,流动相如何配制?

   _____

   _____

   _____

4. 根据《中国药典》(2020 年版),将本项目各实训任务中的实训器材补充完整,在此处列出主要实训器材,实训课中查缺补漏。

   _____

   _____

   _____

   _____

任务二　性状与鉴别

一、实训目的

1. 了解性状与鉴别的常用检查方法。
2. 熟悉原始记录的规范书写。
3. 掌握薄层色谱法的原理及基本操作。

二、实训原理

利用药物的分子结构,采用化学、物理化学或生物学方法判断药物的真伪。

三、实训器材

四、实训步骤

1. **性状**　取多潘立酮片适量,观察并记录结果。

2. **鉴别**　照薄层色谱法(通则 0502)试验。

(1) 供试品溶液:取本品的细粉适量(约相当于多潘立酮 10 mg),加二氯甲烷-甲醇(1∶1) 10 ml,振摇使多潘立酮溶解,滤过,取续滤液。

(2) 对照品溶液:取多潘立酮对照品适量,加二氯甲烷-甲醇(1∶1)溶解制成每 1 ml 中含 1 mg 的溶液。

(3) 色谱条件:采用硅胶 GF_{254} 薄层板,以乙酸乙酯-二氯甲烷-甲醇-醋酸盐缓冲液(pH 4.7)(取 1 mol/L 醋酸溶液 10 ml 及水 30 ml,混匀,用 1 mol/L 氢氧化钠溶液调节 pH 至 4.7, 用水稀释至 50ml)(54∶23∶18∶5)为展开剂。

(4) 测定法:吸取供试品溶液与对照品溶液各 10 μl,分别点于同一薄层板上,展开,晾干,置紫外光灯(254 nm)下检视。

（5）结果判定：供试品溶液所显主斑点的位置和颜色应与对照品溶液主斑点的位置和颜色一致。

五、注意事项

1. 实验中，点样量应准确，必须用微量注射器定量点样。点样时采用少量多次的点法，点于同一原点处，点样基线距底边 1.0～1.5 cm，两点间距离为 1.5～2.0 cm，点样直径为 2～4 μm，注意勿损伤薄层表面。

2. 采用倾斜上行法展开时，展开剂应浸入薄层板底边约 1.0 cm 深度。

3. 点样后，待溶剂挥发后再展开，展开剂或层析槽中应无水，否则水的存在将增加展开剂的极性而影响色谱效果。

实训原始记录

_____年___月___日   室温:_____℃   相对湿度:_____%

药品名称:_____;药品规格:_____。

【性状】

1. 本品为_____。

2.《中国药典》(2020 年版)规定:本品为白色片。

3. 结果:_____规定。

【鉴别】

1. 取样量:_____g;观察结果:

$$\begin{array}{|c|}
\hline
 \\
 \\
 \\
 \\
 \\
 \\
 \\
 \\
 \\
\hline
\end{array}$$

2.《中国药典》(2020 年版)规定:供试品溶液所显主斑点的颜色和位置应与对照品溶液的主斑点一致。

3. 结果:_____规定。

任务三　检查
（有关物质）

一、实训目的

1. 掌握高效液相色谱法检查药物中有关物质的方法。

2. 熟悉高效液相色谱仪的使用方法。

3. 了解高效液相色谱法分离有机化合物的基本原理及操作条件。

二、实训原理

有关物质系药品中除主成分以外的杂质。有关物质的来源有两种:起始原料及合成过程中的中间体和副产物;储存过程中的降解产物。高效液相色谱法专属性强、灵敏度高、重现性好,《中国药典》(2020年版)采用高效液相色谱法检查多潘立酮的有关物质。

三、实训器材

_____

_____

_____

四、实训步骤

1. 配制流动相　甲醇-0.5%醋酸铵(60∶40),流动相应通过0.45 μm的有机滤膜进行过滤,将过滤后的流动相在超声波清洗器中进行15～20分钟的脱气(待用),一般存放期不超过一个星期。

2. 配制供试品溶液　取本品的细粉适量(约相当于多潘立酮25 mg),置50 ml量瓶中,加流动相约25 ml使多潘立酮溶解,用流动相稀释至刻度,摇匀,滤过,取续滤液。

3. 配制对照品溶液　精密量取供试品溶液1 ml,置100 ml量瓶中,用流动相稀释至刻度,摇匀。

4. 色谱条件

(1) 色谱柱:十八烷基硅烷键合硅胶色谱柱。

(2) 流动相:甲醇-0.5%醋酸铵(60:40)。

(3) 流速:1.0 ml/min。

(4) 检测波长:285 nm。

(5) 柱温:30 ℃。

(6) 进样体积:20 μl。

5. 样品的测定

(1) 系统适用性要求:理论板数按多潘立酮峰计算不低于3 000。

(2) 测定法:精密量取供试品溶液与对照品溶液,分别注入液相色谱仪,记录色谱图至主峰保留时间的2倍。

(3) 限度:供试品溶液色谱图中如有杂质峰,各杂质峰面积的和不得大于对照品溶液主峰面积(1.0%)。

6. 实训结束

按操作流程冲洗色谱柱,关闭仪器,记录原始数据,整理打扫实训台。

五、注意事项

1. 不同的色谱仪器在操作指令上会有所不同,以仪器的操作规程为准。

2. 气泡对于测定结果影响较大,应充分排除系统、流动相及样品溶液中的气泡。

3. 实训结束后,要充分冲洗色谱仪的管道和色谱柱。

实训原始记录

_____年____月____日　室温:_____℃　相对湿度:_____%

1. 仪器与测定条件

色谱柱:_____;柱温:_____℃;检测器:_____;

测定波长:_____;流动相:_____;流速:_____ml/min。

2. 结果与计算(原始数据及图谱见附_____页)

(1) 系统适用性试验

理论板数:_____;分离度:_____。

(2) 数据记录

样品编号	
供试品溶液浓度	
对照品溶液浓度	
供试品溶液杂质峰面积	
供试品溶液杂质峰面积总和	
对照品溶液的主峰面积	

3.《中国药典》(2020年版)规定:供试品溶液色谱图中如有杂质峰,各杂质峰面积的和不得大于对照品溶液主峰面积。

结果:_____规定。

任务四 含量测定

一、实训目的

1. 掌握外标法测定药物含量的方法。

2. 熟悉高效液相色谱仪的使用方法。

3. 了解高效液相色谱法分离有机化合物的基本原理及操作条件。

二、实训原理

高效液相色谱法专属性强、灵敏度高、重现性好,《中国药典》(2020 年版)采用高效液相色谱法检测多潘立酮片的含量。

三、实训器材

_____

_____

_____

四、实训步骤

1. 处理流动相、仪器的准备工作、色谱工作站参数设定同有关物质项下。

2. 对照品溶液的配制 取多潘立酮对照品约 10 mg,置 50 ml 量瓶中,加甲醇适量,超声使溶解,放冷,用甲醇稀释至刻度,摇匀,精密量取 5 ml,置 25 ml 量瓶中,用流动相稀释至刻度,摇匀。

3. 供试品溶液的配制 取本品 20 片,精密称定,研细,精密称取适量(约相当于多潘立酮 10 mg),置 50 ml 量瓶中,加甲醇适量,超声使多潘立酮溶解,放冷,用甲醇稀释至刻度,摇匀,滤过,精密量取续滤液 5 ml,置 25 ml 量瓶中,用流动相稀释至刻度,摇匀。

4. 色谱条件

(1) 色谱柱:十八烷基硅烷键合硅胶色谱柱。

(2) 流动相:甲醇-0.5% 醋酸铵(60∶40)。

（3）流速：1.0 ml/min。

（4）检测波长：285 nm。

（5）柱温：30 ℃。

（6）进样体积：20 μl。

5. 样品的测定　精密量取供试品溶液与对照品溶液，分别注入液相色谱仪，记录色谱图，按外标法以峰面积计算。

6. 实训结束　按操作流程冲洗色谱柱，关闭仪器，记录原始数据，整理打扫实训台。

五、注意事项

1. 不同的色谱仪器在操作指令上会有所不同，以仪器的操作规程为准。

2. 实训所用到流动相必须用孔径 0.45 μm 的微孔滤膜进行过滤，样品和对照品溶液进样前同样需要过滤。

3. 实训结束后，要充分冲洗色谱仪的管道和色谱柱。

实训原始记录

_____年___月___日　室温：_____℃　相对湿度：_____％

1. 仪器与测定条件

色谱柱：_____；柱温：_____℃；检测器：_____；

测定波长：_____；流动相：_____；流速：_____ml/min。

2. 结果与计算（原始数据及图谱见附_____页）

（1）系统适用性试验

理论板数：_____；分离度：_____。

（2）外标法

对照品名称				
对照品批号		纯度 S		
对照品来源		干燥条件		
对照品称重 $W_{对}$/mg		稀释过程		
对照品峰面积 $A_{对}$				
平均峰面积 $\overline{A}_{对}$		RSD/％		
样品编号				
样品稀释过程		样品稀释倍数 $f_{样}$		
样品峰面积 $A_{样}$				
含量/％				
平均值/％				

计算公式：

$$含量 = \frac{C_R \times \dfrac{A_X}{A_R} \times D \times V \times \overline{W}}{m \times m_s} \times 100\%$$

3.《中国药典》(2020 年版)规定：本品含多潘立酮($C_{22}H_{24}ClN_5O_2$)应为标示最的 90.0％～110.0％。

结果：_____规定。

检验报告单

报告书编号：　　　　　　　　　　检品编号：

品　　名		规　　格	
批　　号		包　　装	
生产单位		效　　期	
送检单位		检品数量	
检验目的		收检日期	
检验项目		报告日期	
检验依据			
检验项目	标准规定		检验结果
【性状】			
【鉴别】			
【检查】			
【含量测定】			
结　　论			

检验者		校对者		审核者	
日　期		日　期		日　期	

任务五　自主设计练习
——甲氧氯普胺片质量分析

查阅《中国药典》(2020 年版),自主完成甲氧氯普胺片质量分析的实训设计。

性状与鉴别

一、实训器材

二、实训步骤

检查

【含量均匀度】

一、实训器材

二、实训步骤

含量测定

一、实训器材

二、实训步骤

（周子微）

项目十二　维生素 A 胶丸质量分析

随着电脑的普及，人们频繁使用电脑，导致用眼过多，如文案工作者或常用电脑的人群，需要更多的维生素 A，虽然饮食中能正常摄入，但也可能造成相对性维生素 A 的缺乏。维生素 A 是维持人体上皮组织正常代谢的主要营养素，能维持眼角膜正常，不使角膜干燥、退化，并有增强在暗光中视物能力的作用。如果体内缺乏维生素 A，除了会发生干眼症外，也可出现角膜炎、怕光、流泪，甚至可导致结膜增厚或软化，视力减退，以致出现夜盲症或失眠。因此，平时饮食时要多选用富含维生素 A 的食物，或及时补充富含维生素 A 的保健品。

任务一 预习

《中国药典》(2020 年版)

维生素 A

Weishengsu A

Vitamin A

本品系用每 1 g 含 270 万单位以上的维生素 A 醋酸酯结晶精制植物油制成的油溶液。含维生素 A 应为标示量的 97.0%～103.0%。

【性状】 本品为淡黄色油溶液或结晶与油的混合物(加热至 60 ℃应为澄清溶液);无臭,在空气中易氧化,遇光易变质。

本品与三氯甲烷、乙醚、环己烷或者石油醚能任意混合,在乙醇中微溶,在水中不溶。

【鉴别】 取本品 1 滴,加三氯甲烷 10 ml 振摇使溶解;取 2 滴,加三氯甲烷 2 ml 与 25% 三氯化锑的三氯甲烷溶液 0.5 ml,即显蓝色,渐变成紫红色。

【检查】

酸值 取乙醇与乙醚各 15 ml,置锥形瓶中,加酚酞指示液 5 滴,滴加氢氧化钠滴定液(0.1 mol/L)至微显粉红色,再加本品 2.0 g,振摇至使溶解,用氢氧化钠滴定液(0.1 mol/L)滴定,酸值应不大于 2.0(通则 0713)。

过氧化值 取本品 1.0 g,加冰醋酸、三氯甲烷(6∶4)30 ml,振摇使溶解,加碘化钾饱和溶液 1 ml,振摇 1 分钟,加水 100 ml 与淀粉指示液 1 ml,用硫代硫酸钠滴定液(0.01 mol/L)滴定至紫蓝色消失,并将滴定的结果用空白试验校正。消耗硫代硫酸钠滴定液(0.01 mol/L)不得过 1.5 ml。

【含量测定】 取本品,照维生素 A 测定法(通则 0721)项下紫外-可见分光光度法测定,即得。

【类别】 维生素类药。

【规格】 (1) 每 1 g 含维生素 A 50 万单位;(2) 每 1 g 含维生素 A 100 万单位。

【贮藏】 装于铝制或其他适宜的容器内,充氮气,密封,在凉暗处保存。

维生素 A 软胶囊

Weishengsu A Ruanjiaonang

Vitamin A Soft Capsules

本品系取维生素 A 加精炼食用植物油(在 0 ℃左右脱去固体脂肪)溶解并调整浓度后制成。含维生素 A 应为标示量的 90.0%～120.0%。

【性状】本品内容物为黄色至深黄色油状液。

【鉴别】取本品内容物,用三氯甲烷稀释制成每 1 ml 中含维生素 A 10～20 单位的溶液,取 1 ml,加 25%三氯化锑的三氯甲烷溶液 2 ml,即显蓝色,渐变成紫红色。

【检查】应符合胶囊剂项下有关的各项规定(通则 0103)。

【含量测定】取装量差异项下的内容物,混合均匀,照维生素 A 测定法(通则 0721)项下紫外-可见分光光度法测定,即得。

【类别】维生素类药。

【规格】(1) 5 000 单位;(2) 2.5 万单位。

【贮藏】遮光,密封保存。

预习报告

问题：

1. 除以上标准中的检查项目,维生素 A 软胶囊还有哪些常规检查项目?

_____

_____

_____

2. 紫外-可见分光光度计包括哪些组成部分?

_____

_____

_____

3. 含量测定项下,三点校正法的基本原理是什么?

_____

_____

_____

4. 根据《中国药典》(2020 年版),将本项目各实训任务中的实训器材补充完整,在此处列出主要实训器材,实训课中查缺补漏。

_____

_____

_____

_____

任务二　性状与鉴别

一、实训目的

1. 掌握维生素 A 鉴别反应的原理与操作方法。
2. 熟悉性状与鉴别的常用检查方法。

二、实训原理

VA 含有烯丙醇型的结构,对酸不稳定,遇 Lewis 酸或无水氯化氢乙醇液,发生脱水反应生成脱水 VA。三氯化锑为 Lewis 酸,因此,VA 在三氯化锑溶液中,发生脱水反应而显色。

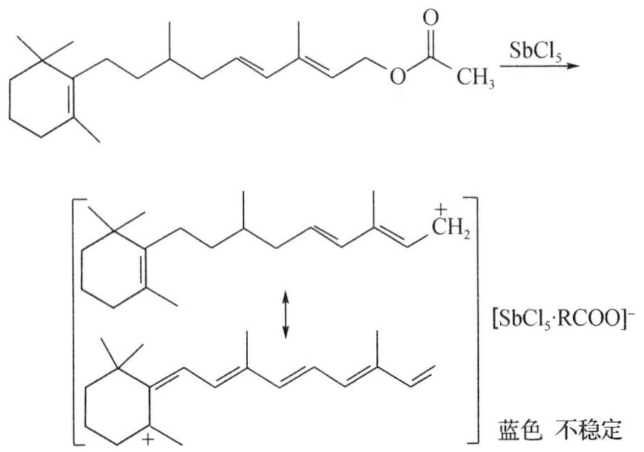

三、实训器材

_____

_____

_____

四、实训步骤

1. 性状　取维生素 A 软胶囊适量,观察并记录结果。

2. 鉴别　取本品内容物,用三氯甲烷稀释制成每 1 ml 中含维生素 A 10～20 单位的溶液,取 1 ml,加 25％三氯化锑的三氯甲烷溶液 2 ml,即显蓝色,渐变成紫红色。

五、注意事项

维生素 A 软胶囊的鉴别实验是在无水无醇条件下进行。因为水可使三氯化锑水解成 SbOCl(氯化氧锑),而乙醇可与碳正离子作用使正电荷消失,反应不能进行。

实训原始记录

_____年___月___日 室温：_____℃ 相对湿度：_____%

药品名称：_____;药品规格：_____。

【性状】

1. 本品为_____。

2.《中国药典》(2020 年版)规定:本品内容物为黄色至深黄色油状液。

3. 结果：_____规定。

【鉴别】

1. 取样量：_____g;观察结果：_____。

2.《中国药典》(2020 年版)规定:显蓝色,渐变成紫红色。

3. 结果：_____规定。

任务三　检查

（装量差异）

一、实训目的

1. 掌握软胶囊装量差异的操作步骤、结果计算和判断标准。
2. 掌握原始记录的规范书写。
3. 熟悉分析天平的使用方法。

二、实训原理

软胶囊系指将一定量的液体原料药物直接包封，或将固体原料药物溶解或分散在适宜的辅料中制备成溶液、混悬液、乳状液或半固体，密封于软质囊材中的胶囊剂。可用滴制法或压制法制备。软质囊材一般是由胶囊用明胶、甘油或其他适宜的药用辅料单独或混合制成。需按照《中国药典》中胶囊剂制剂检查项目进行检查。

三、实训器材

_____

_____

_____

_____

四、实训步骤

取供试品 20 粒，分别精密称定重量，倾出内容物（不得损失囊壳），用乙醚等易挥发性溶剂洗净，置通风处使溶剂挥发尽，再分别精密称定囊壳重量，求出每粒内容物的装量与平均装量。每粒装量与平均装量相比较（有标示装量的胶囊剂，每粒装量应与标示装量比较），超出装量差异限度的不得多于 2 粒，并不得有 1 粒超出限度 1 倍。

平均装量或标示装量	装量差异限度
0.30 g 以下	±10%
0.30 g 及 0.30 g 以上	±7.5%

五、注意事项

1. 胶囊剂的内容物应洗净,溶剂应挥发尽。
2. 利用去皮法称量重量差异,并根据重量差异限度计算出片重范围。

   重量允许范围计算:平均重量×(1±重量差异限度)

实训原始记录

_____年____月____日　室温:_____℃　相对湿度:_____%

1. 仪器与测定条件

分析天平编号:_____。

2. 记录原始数据

药品名称:_____;药品规格:_____。

序号	软胶囊总重量	软胶囊壳重量	内容物重量	标示装量	装量差异限度
1					
2					
3					
4					
5					
6					
7					
8					
9					
10					
11					
12					
13					
14					
15					
16					
17					
18					
19					
20					

3.《中国药典》(2020 年版)规定:每粒装量与平均装量相比较(有标示装量的胶囊剂,每粒装量应与标示装量比较),超出装量差异限度的不得多于 2 粒,并不得有 1 粒超出限度 1 倍。

4. 结果:_____规定。

任务四 检查

（崩解时限）

一、实训目的

1. 掌握用升降式崩解仪测定软胶囊崩解时限的操作步骤、结果计算和判断标准。
2. 掌握原始记录的规范书写。
3. 熟悉升降式崩解仪的使用方法。

二、实训原理

崩解时限系指口服固体制剂在规定条件下全部崩解溶散或成碎粒,除不溶性包衣材料或破碎的胶囊壳外,应全部通过筛网所需的时间。如有少量不能通过筛网,但已软化或轻质上漂且无硬心者,可作符合规定论。

三、实训器材

_____

_____

_____

_____

四、实训步骤

采用吊篮法,方法如下:取供试品 6 粒,分别置于吊篮的玻璃管中,每管各加一粒,开动仪器使吊篮浸入 37 ℃±1.0 ℃的水中(胶囊如漂浮于液面,可加挡板),按一定的频率(每分钟 30～32 次)往复运动。软胶囊应在 1 小时内全部崩解,以明胶为基质的软胶囊可改在人工胃液中进行检查。如有 1 粒不能完全崩解,应另取 6 粒复试,均应符合规定。

五、注意事项

崩解时限检查时,吊篮浸入 1 000 ml 烧杯中,并调节吊篮位置使其下降至低点时筛网距烧杯底部 25 mm,烧杯内盛有温度为 37 ℃±1 ℃的水,调节水位高度使吊篮上升至高点时筛网在水面下 15 mm 处,吊篮顶部不可浸没于溶液中。

实训原始记录

_____年____月____日　　室温：_____℃　　相对湿度：_____％

1. 仪器与测定条件

崩解仪型号：_____。

2. 记录原始数据

序号	崩解时间/分钟	是否符合规定
1		
2		
3		
4		
5		
6		

3.《中国药典》(2020 年版)规定：6 粒全部通过筛网。

4. 结果：_____规定。

任务五 含量测定

一、实训目的

1. 掌握紫外-可见分光光度计的使用方法。

2. 掌握三点校正法测定维生素 A 含量的基本原理。

3. 熟悉软胶囊制剂分析的基本操作。

二、实训原理

维生素 A 分子中具有共轭多烯醇侧链结构,在 325～328 nm 内有最大吸收,故可用紫外-可见分光光度法测定含量。由于维生素 A 原料药中常混有多种杂质,包括其异构体、氧化降解产物(维生素 A_2、维生素 A_3、环氧化物、维生素 A 醛、维生素 A 酸等)、合成中间体、反应副产物等,这些杂质在维生素 A 的最大吸收波长附近也有吸收,干扰维生素 A 的测定。为消除杂质干扰,《中国药典》采用三点校正法测定维生素 A 含量。

三点校正法是在三个波长处测得吸收度,根据校正公式计算吸收度 A 校正值后,再计算含量。该原理主要基于:

(1) 杂质的无关吸收在 310～340 nm 的波长范围内几乎呈一条直线,且随波长的增长吸收度下降,即 $A_杂 = -ax + b$。

(2) 物质对光吸收呈加和性。在某一样品的吸收曲线上,各波长的吸收度是维生素 A 与杂质吸收度的代数和,而吸收曲线也是它们吸收曲线的叠加,即 $A_{样品} = A_{维生素 A} + A_{相关物质}$。

三、实训器材

_____

_____

_____

四、实训步骤

1. 仪器的准备工作

(1) 检查仪器样品室(图 12 - 1),除比色皿外不得有其他物品存在以免挡光。

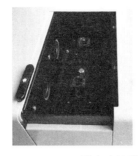

图 12 - 1　760CRT 型光度计样品室

（2）依次开启显示器、光度计和计算机的电源开关（图 12 - 2）。

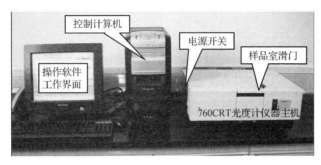

图 12 - 2　760CRT 型紫外-可见分光光度计系统

（3）在计算机上双击"760CRT 型双光束紫外可见光分光度计"应用程序图标，打开光度计应用程序；选择"联机操作"，仪器开始自检，等待仪器自检完成（图 12 - 3）。

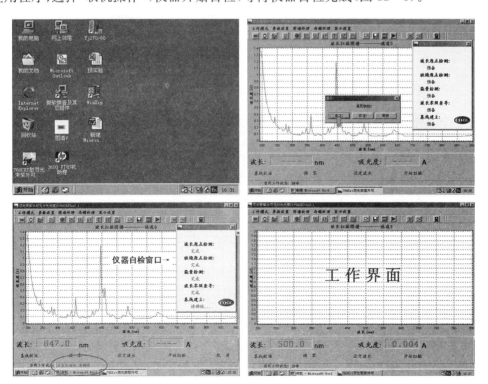

图 12 - 3　仪器自检操作

2. 测定内容物平均重量

精密称定 20 粒软胶囊总重量,破壳取内容物,用乙醚洗净软胶囊壳,干燥后,精密称定软胶囊壳的总壳重,计算得到每丸内容物的平均装量(图 12 - 4)。

$$每丸内容物平均装量=\frac{胶丸总重量-总壳重}{20\ 粒}(g)$$

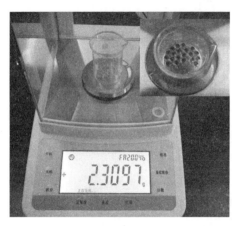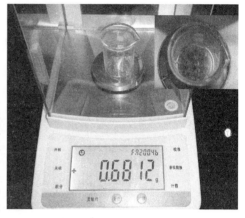

图 12 - 4　精密称定软胶囊与软胶囊壳重量

3. 配制供试液

用洁净的注射器吸取软胶囊内容物,精密称取内容物约 0.005 0 g(《中国药典》规定维生素 A 供试液的浓度为 9~15 单位/ml 范围内)于 50 ml 容量瓶(图 12 - 5),加环己烷定容至 50 ml。

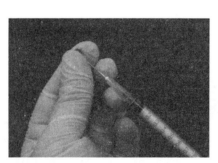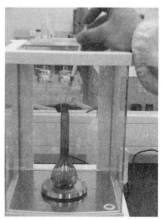

图 12 - 5　配制供试液

4. 测定吸光度 A

(1) 将空白液及待测液分别倒入比色皿 3/4 处,用擦镜纸擦净比色皿外壁,放入样品室内,使空白管对准光路,盖上暗箱盖(图 12 - 6)。

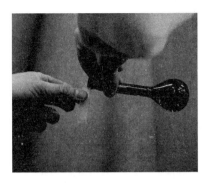
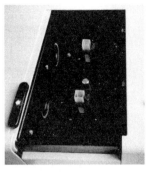

图 12-6　将空白液及待测液分别放入样品室

（2）点击"工作模式"选择实训所需的操作模式"多波长测量模式"（图 12-7）。

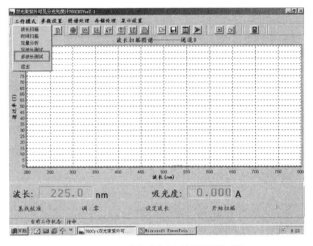

图 12-7　选择"多波长测量模式"

（3）点击"参数设置"按钮，打开"参数设置"选项卡（图 12-8），设置试验参数。

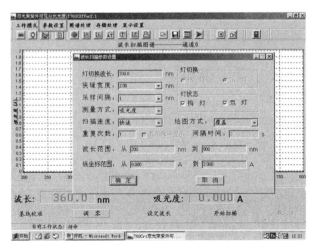

图 12-8　设置试验参数

（4）输入实训测量波长：300 nm、316 nm、328 nm、340 nm、360 nm 五个波长（图 12－9）。

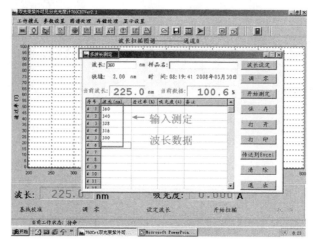

图 12－9　输入测量波长数据

（5）点击"开始测量"，检测样品在上述五个波长下的吸光度值，记录吸光度数据（图 12－10）。

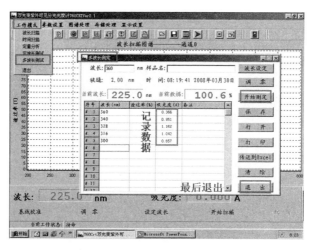

图 12－10　测量样品的吸光度值

4. 记录测量的数据，并计算出维生素 A 的含量。

5. 实训结束，关闭仪器，填写仪器使用记录，清洗比色皿、清理实训台面，结束实训。

五、注意事项

1. 维生素 A 见光易氧化变质，操作需避光快速操作。

2. 所用的容量瓶、注射器必须干燥洁净。

3. 实训严格避免水分的干扰，严禁用水洗涤容量瓶和比色皿等仪器。

4. 环己烷溶剂中可能含有苯等有吸光性的杂质，实训要求空白溶剂（环己烷）的吸光度$\leqslant$0.03 A。

5. 维生素A醋酸酯的吸收度校正公式是用直线方程式法(即代数法)推导而来;维生素A醇的吸收度校正公式是用相似三角形法(几何法或称6/7定位法)推导而来。

6. 国际单位(IU) 维生素A的含量用生物效价即国际单位(IU/g)来表示。

维生素A的国际单位规定如下:

1 IU=0.344 μg 维生素A醋酸酯

1 IU=0.300 μg 维生素A醇

每1 g维生素A醋酸酯相当的国际单位数为:$1\times10^{6}/(0.344\ \mu g/IU)=2\ 907\ 000$ IU

每1 g维生素A醇相当的国际单位数为:$1\times10^{6}/(0.300\ \mu g/IU)=3\ 330\ 000$ IU

换算因子的计算:

换算因子=$(IU/g)/E_{1\ cm}^{1\%}$

换算因子$_{(维生素A醋酸酯)}$=$2\ 907\ 000/1\ 530=1\ 900$

换算因子$_{(维生素A醇)}$=$3\ 330\ 000/1\ 820=1\ 830$

实训原始记录

_____年___月___日　　室温：_____℃　　相对湿度：_____％

1. 仪器与测定条件

紫外-可见分光光度计型号：_____；

测定波长：_____（nm）；比色皿类型：_____；溶剂：_____。

2. 记录原始数据

药品名称：_____；药品规格：_____；软胶囊总重量：_____；

软胶囊壳总重量：_____；软胶囊平均内容物重量：_____；取样量_____。

序号	波长/nm	吸光度 A	A_1/A_3 比值	《中国药典》规定值	两者的差值
1	360.00			0.299	
2	340.00			0.811	
3	328.00			1.000	
4	316.00			0.907	
5	300.00			0.555	

3. 计算结果数据

吸收系数 $E_{1\,cm}^{1\%}=$ _____；效价（IU/g）= _____ IU；

维生素 A 占标示量的百分含量 = _____％。

注意：写出计算过程。

（1）吸收系数 $E_{1\,cm}^{1\%}=\dfrac{A}{Cl}$，其中 $C=\dfrac{m_s}{50}\times100\%$。

A 值的选择规则如下：

如果差值不超过 ±0.02，并且 5 个比值的差值均在此范围内，则可以直接用测定得到的 A_{328} 来计算；如果其中有 1 个或几个比值的差值超过 ±0.02，就需要用校正公式校正得到 $A_{328（校正）}$ 经判断后代入计算。

校正公式：$A_{328（校正）}=3.52(2A_{328}-A_{316}-A_{340})$

根据 $\dfrac{A_{328（校正）}-A_{328（测）}}{A_{328（测）}}\times100\%$ 的情况来判断 $A_{328（校正）}$ 与 A_{328} 的吸收度的偏差；

吸光度 A 值的选择规则：

若 $\dfrac{A_{328(校正)}-A_{328(测)}}{A_{328(测)}}\times100\%$ 值不超过 $\pm3.0\%$，则不用校正吸收度，仍以未经校正的

A_{328} 求得 $E_{1\,cm}^{1\%}$。

若 $\dfrac{A_{328(校正)}-A_{328(测)}}{A_{328(测)}}\times100\%$ 值在 $-15\%\sim-3\%$ 之间，则以 $A_{328(校正)}$ 得 $E_{1\,cm}^{1\%}$。

若 $\dfrac{A_{328(校正)}-A_{328(测)}}{A_{328(测)}}\times100\%$ 值小于 -15% 或大于 $+3\%$，则不能用本法测定，而应用第

二法(皂化法)测定含量。

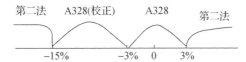

(2) 供试品效价$(IU/g)=E_{1\,cm}^{1\%}\times1\,900$。

(3) 维生素 A 占标示量的百分含量：

$$C_{标示量}=\dfrac{维生素\ A\ 效价(IU/g)\times内容物平均装量(g/粒)}{维生素\ A\ 标示量(IU/g)}\times100\%$$

4. 《中国药典》(2020 年版)规定：本品含维生素 A 应为标示量的 $90.0\%\sim120.0\%$。

5. 结果：_____规定。

检验报告单

报告书编号：　　　　　　　　　　检品编号：

品　　名		规　　格	
批　　号		包　　装	
生产单位		效　　期	
送检单位		检品数量	
检验目的		收检日期	
检验项目		报告日期	
检验依据			
检验项目	标准规定		检验结果
【性状】			
【鉴别】			
【检查】			
【含量测定】			
结　　论			
检验者		校对者		审核者	
日　期		日　期		日　期	

任务六　自主设计练习
——维生素 B_{12} 注射液质量分析

查阅《中国药典》(2020 年版)，自主完成维生素 B_{12} 注射液质量分析的实训设计。

性状与鉴别

一、实训器材

_____

_____

_____

二、实训步骤

_____

_____

_____

_____

_____

检查

【pH】

一、实训器材

_____

_____

_____

二、实训步骤

含量测定

一、实训器材

二、实训步骤

（丁彩娟）

项目十三　维生素 B_1 片质量分析

维生素 B_1 主要治疗维生素 B_1 缺乏的预防和治疗,如果身体中缺乏维生素 B_1,就可能会出现脚气病,此时脚上总是起泡、脱皮,瘙痒难耐,所以身体一旦缺乏这种维生素就要注意及时补充,可以长期小剂量地吃,还可以通过多吃小麦胚芽、全麦面、粗粮等为身体补充维生素 B_1,不建议长期大剂量地吃维生素 B_1。如果长期大量地补充维生素 B_1,过犹不及,可能会引起身体中其他维生素的缺乏,而且还有可能会导致头痛、头晕眼花、心烦、心律失常、神经衰弱、身体浮肿等不良反应出现,对健康不利。

任务一 预习

《中国药典》(2020 年版)

维生素 B₁ 片

Weishengsu B₁ Pian

Vitamin B₁ Tablets

本品含维生素 B_1($C_{12}H_{17}ClN_4OS \cdot HCl$)应为标示量的 90.0%～110.0%。

【性状】 本品为白色片。

【鉴别】 取本品细粉适量,加水搅拌,滤过,滤液蒸干后,照维生素 B_1 鉴别(1)、(3)项下试验,显相同的反应。

【检查】

有关物质 照高效液相色谱法(通则 0512)测定。

供试品溶液 取本品细粉适量,加流动相适量,振摇使维生素 B_1 溶解,用流动相稀释制成每 1 ml 中约含维生素 B_1 1 mg 的溶液,滤过,取续滤液。

对照品溶液 精密量取供试品溶液 1 ml,置 100 ml 量瓶中,用流动相稀释至刻度,摇匀。

色谱条件、系统适用性要求与测定法 见维生素 B_1 有关物质项下。

照高效液相色谱法(通则 0512)试验,用十八烷基硅烷键合硅胶为填充剂,以甲醇-乙腈-0.02 mol/L 庚烷磺酸钠溶液(含 1‰三乙胺,用磷酸调节 pH 值至 5.5)(9∶9∶82)为流动相,检测波长为 254 nm,理论板数按维生素峰计算不低于 2 000,维生素 B_1 峰与相邻峰的分离度均应符合要求。

限度 供试品溶液色谱图中如有杂质峰,各杂质峰面积的和不得大于对照品溶液主峰面积的 1.5 倍(1.5%)。

其他 应符合片剂项下有关的各项规定(通则 0101)。

【含量测定】 照紫外-可见分光光度法(通则 0401)测定。

供试品溶液 取本品 20 片,精密称定,研细,精密称取适量(约相当于维生素 B_1 25 mg),

置 100 ml 量瓶中，加盐酸溶液（9→1 000）约 70 ml，振摇 15 分钟使维生素 B₁ 溶解，用上述溶剂稀释至刻度，摇匀，用干燥滤纸滤过，精密量取续滤液 5 ml，置另一 100 ml 量瓶中，再加上述溶剂稀释至刻度，摇匀。

测定法　取供试品溶液，在 246 nm 的波长处测定吸光度，按 $C_{12}H_{17}ClN_4OS \cdot HCl$ 的吸收系数（$E_{1\,cm}^{1\%}$）为 421 计算。

【类别】同维生素 B₁。

【规格】（1）5 mg；（2）10 mg。

【贮藏】遮光，密封保存。

预习报告

问题:

1. 除以上标准中的检查项目,维生素 B_1 片还有哪些常规检查项目?

   _____

   _____

   _____

2. 维生素 B_1 片鉴别项下"照维生素 B_1 项下的鉴别(1)、(3)项试验,显相同的反应",请同学们自己查阅《中国药典》找到相应的标准,写在下面的横线上。

   _____

   _____

   _____

3. 维生素 B_1 的稳定性怎么样? 在质量分析中需要注意些什么?

   _____

   _____

   _____

4. 根据《中国药典》(2020 年版),将本项目各实训任务中的实训器材补充完整,在此处列出主要实训器材,实训课中查缺补漏。

   _____

   _____

   _____

   _____

任务二　性状与鉴别

一、实训目的

1. 掌握硫色素反应的原理与操作。
2. 熟悉性状与鉴别的常用检查方法。

二、实训原理

维生素 B₁ 又称硫胺素或抗神经炎素,是由嘧啶环和噻唑环结合而成的一种 B 族维生素。目前所用的维生素 B₁ 都是化学合成的产品。在体内,维生素 B₁ 以辅酶形式参与糖的分解代谢,有保护神经系统的作用;还能促进肠胃蠕动,增加食欲。

硫色素反应:维生素 B₁ 在碱性溶液中,可被铁氰化钾氧化成硫色素。硫色素溶于正丁醇中,显蓝色荧光。

硫色素

三、实训器材

_____

_____

_____

四、实训步骤

1. 性状　观察维生素 B_1 片并记录结果。

2. 鉴别

（1）取本品细粉适量，加水搅拌，滤过，滤液蒸干后，加氢氧化钠试液 2.5 ml 溶解后，加铁氰化钾试液 0.5 ml 与正丁醇 5 ml，强力振摇 2 分钟，放置使分层，上面的醇层显强烈的蓝色荧光；加酸使成酸性，荧光即消失；再加碱使成碱性，荧光又显出。

（2）取本品细粉适量，加水搅拌，滤过，加稀硝酸使成酸性后，滴加硝酸银试液，即生成白色凝乳状沉淀；分离，沉淀加氨试液即溶解，再加稀硝酸酸化后，沉淀复生成。

实训原始记录

_____年___月___日　室温：_____℃　相对湿度：_____％

药品名称：_____;药品规格：_____。

【性状】

1. 本品为_____。

2.《中国药典》(2020 年版)规定:本品为白色片。

3. 结果：_____规定。

【鉴别】

1. 取样量：_____g;观察结果：_____。

《中国药典》(2020 年版)规定:醇层显强烈的蓝色荧光;加酸使成酸性,荧光即消失;再加碱使成碱性,荧光又显出。

结果：_____规定。

2. 取样量：_____g;观察结果：_____。

《中国药典》(2020 年版)规定:生成白色凝乳状沉淀;分离,沉淀加氨试液即溶解,再加稀硝酸酸化后,沉淀复生成。

结果：_____规定。

任务三　检查

（有关物质）

一、实训目的

1. 掌握高效液相色谱法检查药物中有关物质的方法。

2. 熟悉高效液相色谱仪的使用方法。

3. 了解药物有关物质的定义、产生原因和检测方法。

二、实训原理

有关物质主要是在生产过程中带入的起始原料、中间体、聚合体、副反应产物，以及贮藏过程中的降解产物等。有关物质测定是药品质量中关键性的项目之一，是反映药品纯度的直接指标。对有关物质限度的要求，应基于安全性和生产实际情况两方面的考虑。高效液相色谱法专属性强、灵敏度高、重现性好，常用于有关物质的检查。《中国药典》（2020 年版）采用高效液相色谱法检测维生素 B_1 片有关物质的含量。

三、实训器材

_____

_____

_____

_____

四、实训步骤

1. 配制流动相

按照《中国药典》要求配制流动相：甲醇-乙腈-0.02 mol/L 庚烷磺酸钠溶液（含 1％三乙胺，用磷酸调节 pH 值至 5.5）（9∶9∶82）。流动相通过 0.45 μm 的有机滤膜进行过滤，将过滤后的流动相在超声波清洗器中进行 15～20 分钟的脱气（待用），一般存放期不超过一个星期。

2. 配制供试品溶液

取本品细粉适量,加流动相适量,振摇使维生素 B_1 溶解,用流动相稀释制成每 1 ml 中约含维生素 B_1 1 mg 的溶液,滤过,取续滤液。

3. 配制对照品溶液

精密量取供试品溶液 1 ml,置 100 ml 量瓶中,用流动相稀释至刻度,摇匀。

4. 色谱条件

(1) 色谱柱:十八烷基硅烷键合硅胶色谱柱。

(2) 流动相:甲醇-乙腈-0.02 mol/L 庚烷磺酸钠溶液(含 1‰ 三乙胺,用磷酸调节 pH 值至 5.5)(9∶9∶82)。

(3) 检测波长:254 nm。

(4) 流速:1.0 ml/min。

5. 样品的测定

(1) 系统适用性要求:理论板数按维生素 B_1 峰计算不低于 2 000,维生素 B_1 峰与相邻峰的分离度均应符合要求。

(2) 样品的测定:精密量取供试品溶液与对照品溶液各 20μl,注入液相色谱仪,记录色谱图至主成分峰保留时间的 3 倍。

(3) 限度:供试品溶液色谱图中如有杂质峰,各杂质峰面积的和不得大于对照品溶液主峰面积的 1.5 倍(1.5%)。

6. 测定结束

按操作流程冲洗色谱柱,关闭仪器,记录原始数据,整理打扫实训台。

五、注意事项

1. 流动相中有庚烷磺酸钠,为离子对试剂,含有离子对试剂的流动相色谱柱平衡时间相比一般流动相要长,至少要 60 分钟。实验结束后,用水相冲洗色谱柱时间也需适当延长。

2. 有关物质测定时,供试品溶液一般配制后立即进行测定,以防止样品在溶液中不稳定,造成有关物质测定结果偏高。

3. 维生素 B_1 有关物质检查法采用的是主成分自身对照法。

实训原始记录

_____年___月___日　室温:_____℃　相对湿度:_____%

1. 仪器与测定条件

色谱柱:_____;柱温:_____℃;检测器:_____;

测定波长:_____;流动相:_____;流速:_____ml/min。

2. 结果与计算(原始数据及图谱见附_____页)

(1) 系统适用性试验

理论板数:_____;分离度:_____。

(2) 数据记录

样品编号	
供试品溶液浓度	
对照品溶液浓度	
供试品溶液杂质峰面积	
供试品溶液杂质峰面积总和	
对照品溶液的主峰面积	

3.《中国药典》(2020年版)规定:供试品溶液色谱图中如有杂质峰,各杂质峰面积的和不得大于对照品溶液主峰面积的1.5倍。

结果:_____规定。

任务四　含量测定

一、实训目的

1. 掌握吸收系数法测定维生素 B_1 的含量。

2. 熟悉紫外-可见分光光度计的使用方法。

二、实训原理

紫外-可见分光光度法是在 $190\sim800$ nm 波长范围内测定物质的吸光度。用于定量时在最大吸收波长处测量一定浓度样品溶液的吸光度,并与一定浓度的对照品溶液的吸光度进行比较或采用吸收系数法求算出样品溶液的浓度。《中国药典》(2020 年版)采用紫外-可见分光光度法的吸收系数法测定维生素 B_1 的含量。

三、实训器材

四、实训步骤

1. 取本品 20 片,精密称定,研细;精密称取适量(约相当于维生素 B_1 25 mg),置 100 ml 量瓶中,加盐酸溶液($9\rightarrow1\ 000$)约 70 ml,振摇 15 分钟使维生素 B_1 溶解,用上述溶剂稀释至刻度,摇匀。

2. 取上述溶液用干燥滤纸滤过,精密量取续滤液 5 ml,置另一 100 ml 量瓶中,再加上述溶剂稀释至刻度,摇匀。

3. 取供试品溶液,在 246 nm 波长处测定吸光度,按 $C_{12}H_{17}ClN_4OS\cdot HCl$ 的吸收系数 ($E_{1\ cm}^{1\%}$)为 421 计算。

五、注意事项

1. 用吸收系数法测定时,吸收系数通常大于 100,并注意紫外-可见分光光度计的校正和检定。

2. 使用的石英吸收池必须洁净。当吸收池装入同一溶剂,在规定波长测定各吸收池的透光率,如透光率相差在 0.3% 以下者可配对使用,否则必须加以校正。

3. 取吸收池时,手指拿毛玻璃面的两侧。装样品溶液的体积以池体积的 4/5 为度,使用挥发性溶液时应加盖,透光面要用擦镜纸由上而下擦拭干净。

4. 测定前,需检查所用的溶剂在供试品所用的波长附近是否符合要求,即将溶剂置 1 cm 石英吸收池中,以空气为空白(即空白光路中不置任何物质)测定其吸光度,溶剂和吸收池的吸光度应符合表 13-1 规定。

表 13-1 以空气为空白测定溶剂在不同波长处的吸光度的规定

波长范围/nm	220~240	241~250	251~300	300 以上
吸光度	≤0.40	≤0.20	≤0.10	≤0.05

5. 吸收池放入样品室时应注意每次放入方向相同。使用后用溶剂及水冲洗干净,晾干,防尘保存。

6. 供试品溶液的浓度,除各品种项下已有注明者外,供试品溶液的吸光度以在 0.3~0.7 之间为宜。

7. 测定时以吸光度最大的波长作为测定波长。吸光度最大波长应在该品种项下规定的波长 ± 2 nm 以内,否则应考虑试样的同一性、纯度以及仪器波长的准确度。以维生素 B_1 片为例,测定波长应在 246 nm ± 2 nm 以内。

实训原始记录

_____年____月____日　室温：_____℃　相对湿度：_____％

1. 仪器与测定条件

紫外-可见分光光度计型号：_____；测定波长：_____（nm）；

比色皿类型：_____；溶剂：_____；吸收系数 $E_{1\,\mathrm{cm}}^{1\%}$：_____。

2. 记录原始数据

药品名称：_____；药品规格：_____。

3. 结果与计算（原始数据及图谱见附_____页）

平均片重		
取样量		
样品稀释过程		
样品稀释倍数		
样品吸光度		
含量/％		

计算公式：

$$标示量=\frac{\dfrac{A_{\mathrm{X}}}{E_{1\,\mathrm{cm}}^{1\%}\times100}\times D\times V\times \overline{W}}{m\times m_{\mathrm{S}}}\times100\%$$

4.《中国药典》（2020 年版）规定：本品含维生素 B₁（$C_{12}H_{17}ClN_4OS\cdot HCl$）应为标示量的 90.0％～110.0％。

5. 结果：_____规定。

检验报告单

报告书编号：　　　　　　　　　检品编号：

品　　名		规　　格	
批　　号		包　　装	
生产单位		效　　期	
送检单位		检品数量	
检验目的		收检日期	
检验项目		报告日期	
检验依据			

检验项目	标准规定	检验结果
【性状】		
【鉴别】		
【检查】		
【含量测定】		
结　　论		

检验者		校对者		审核者	
日　期		日　期		日　期	

任务五 自主设计练习
——盐酸氯丙嗪片质量分析

查阅《中国药典》(2020 年版),自主完成盐酸氯丙嗪片质量分析的实训设计。

性状与鉴别

一、实训器材

_____

_____

_____

二、实训步骤

_____

_____

_____

_____

_____

检查

【有关物质】

一、实训器材

_____

_____

_____

二、实训步骤

含量测定

一、实训器材

二、实训步骤

（李　翔）

项目十四　维生素C片质量分析

坏血病,是几百年前人类就知道的疾病,但是由于以前人类对它发生的原因不了解,当时被称作不治之症,且死亡率很高。一直到1911年,人类才确定它是因为缺乏维生素C而产生的。维生素C用于预防坏血病,也可用于各种急慢性传染疾病及紫癜等的辅助治疗。除此之外,维生素C还具有促进胶原蛋白的合成,预防牙龈萎缩、出血,预防动脉硬化,提高人体的免疫力等功能。

任务一　预习

《中国药典》(2020 年版)

维生素 C 片
Weishengsu C Pian
Vitamin C Tablets

本品含维生素 C($C_6H_8O_6$)应为标示量的 93.0%~107.0%。

【性状】本品为白色至略带淡黄色片。

【鉴别】

(1) 取本品细粉适量(约相当于维生素 C 0.2 g),加水 10 ml,振摇使维生素 C 溶解,滤过,滤液照维生素 C 鉴别(1)项试验,显相同的反应。

(2) 照薄层色谱法(通则 0502)试验。

供试品溶液　取本品细粉适量(约相当于维生素 C 10 mg),加水 10 ml,振摇使维生素 C 溶解,滤过,取滤液。

对照品溶液　取维生素 C 对照品适量,加水溶解并稀释制成每 1 ml 中约含 1 mg 的溶液。

色谱条件　采用硅胶 GF_{254} 薄层板,以乙酸乙酯-乙醇-水(5∶4∶1)为展开剂。

测定法　吸取供试品溶液与对照品溶液各 2 μl,分别点于同一薄层板上,展开,取出,晾干,立即(1 小时内)置紫外光灯(254 nm)下检视。

结果判定　供试品溶液所显主斑点的位置和颜色应与对照品溶液的主斑点相同。

【检查】

溶液的颜色　取本品细粉适量(相当于维生素 C 1.0 g),加水 20 ml,振摇使维生素 C 溶解,滤过,滤液照紫外-可见分光光度法(通则 0401),在 440 nm 的波长处测定吸光度,不得过 0.07。

其他　应符合片剂项下有关的各项规定(通则 0101)。

【含量测定】取本品 20 片,精密称定,研细,精密称取适量(约相当于维生素 C 0.2 g),置

100 ml 量瓶中,加新沸过的冷水 100 ml 与稀醋酸 10 ml 的混合液适量,振摇使维生素 C 溶解并稀释至刻度,摇匀,迅速滤过,精密量取续滤液 50 ml,加淀粉指示液 1 ml,立即用碘滴定液(0.05 mol/L)滴定至溶液显蓝色并持续 30 秒钟不褪。每 1 ml 碘滴定液(0.05 mol/L)相当于 8.806 mg 的 $C_6H_8O_6$。

【类别】同维生素 C。

【规格】(1) 25 mg;(2) 50 mg;(3) 100 mg;(4) 250 mg。

【贮藏】遮光,密封保存。

预习报告

问题：

1. 除以上标准中的检查项目，维生素 C 片还有哪些常规检查项目？

_____

_____

_____

2. 薄层色谱法点样时有哪些注意事项？

_____

_____

_____

3. 鉴别(1)中"滤液照维生素 C 鉴别(1)项试验"，请同学们自己查阅《中国药典》找到相应的标准，写在下面的横线上。

_____

_____

_____

4. 根据《中国药典》(2020 年版)，将本项目各实训任务中的实训器材补充完整，在此处列出主要实训器材，实训课中查缺补漏。

_____

_____

_____

_____

任务二 性状与鉴别

一、实训目的

1. 掌握维生素 C 与 $AgNO_3$、2,6-二氯靛酚钠的鉴别反应原理与操作。

2. 熟悉性状与鉴别的常用检查方法。

二、实训原理

维生素 C 分子结构中含有连二烯醇(烯二醇基),具有极强的还原性,易被氧化为二酮基。维生素 C 与 $AgNO_3$ 反应可生成银的黑色沉淀。

维生素 C 与 2,6-二氯靛酚钠反应可使溶液颜色褪去。

三、实训器材

_____

_____

_____

四、实训步骤

1. 性状 取维生素 C 片适量,观察并记录结果。

2. 鉴别

(1) 取本品细粉适量(约相当于维生素 C 0.2 g),加水 10 ml,振摇使维生素 C 溶解,滤过,滤液分成二等份,在一份中加硝酸银试液 0.5 ml,即生成银的黑色沉淀;在另一份中,加二氯靛酚钠试液 1～2 滴,试液的颜色即消失。

(2) 薄层鉴别

① 色谱条件:采用硅胶 GF_{254} 薄层板,以乙酸乙酯-乙醇-水(5∶4∶1)为展开剂。

② 配制供试品溶液:取本品细粉适量(约相当于维生素 C 10 mg),加水 10 ml,振摇使维生素 C 溶解,滤过,取滤液。

③ 配制对照品溶液:取维生素 C 对照品适量,加水溶解并稀释成每 1 ml 中约含 1 mg 的溶液。

④ 测定法:吸取供试品溶液与对照品溶液各 2 μl,分别点于同一薄层板上,展开,取出,晾干,立即(1 小时内)置紫外光灯(254 nm)下检视。

五、注意事项

1. 使用硝酸银试液时记得戴手套,做好防护。

2. 市售薄层板,需要在 110 ℃活化 30 分钟,置干燥器中备用。

3. 点样基线距底边 10～15 mm,圆点状直径一般不大于 4 mm,接触点样时注意勿损伤薄层表面。

实训原始记录

_____年____月____日 室温:_____℃ 相对湿度:_____%

药品名称:_____;药品规格:_____。

【性状】

1. 本品为_____。

2.《中国药典》(2020 年版)规定:本品为白色至略带淡黄色片。

3. 结果:_____规定。

【鉴别】

1. 取样量:_____g;观察结果:_____。

《中国药典》(2020 年版)规定:生成黑色沉淀。

结果:_____规定。

2. 取样量:_____g;观察结果:_____。

《中国药典》(2020 年版)规定:试液的颜色消失。

结果:_____规定。

3. 取样量:_____g;观察结果:

□

《中国药典》(2020 年版)规定:供试品溶液所显主斑点的颜色和位置应与对照品溶液的主斑点一致。

结果:_____规定。

任务三 检查
（溶液的颜色）

一、实训目的

1. 熟悉紫外-可见分光光度计的使用方法。

2. 了解紫外-可见分光光度法的基本原理及操作条件。

二、实训原理

受空气、光线和温度的影响,分子中的内酯环可发生水解,并进一步发生脱羧反应生成糠醛聚合成色(此时的共轭双键更多),使溶液颜色加深,此时测得的吸光度变大。

三、实训器材

_____

_____

_____

四、实训步骤

1. 仪器准备　打开紫外-可见分光光度计电源开关,预热。

2. 配制供试品溶液　取本品细粉适量(相当于维生素 C 1.0 g),加水 20 ml,振摇使维生素 C 溶解,滤过,取滤液作为供试品溶液。

3. 样品测定

(1) 设置检测波长为 440 nm。

(2) 将空白溶液(水)分别置于样品光路和参比光路上,盖好样品室盖,调零。

(3) 将供试品溶液置于样品光路,盖好样品室盖,读取吸光度数值。

(4) 使用完毕,取出比色皿,清洗干净,关闭仪器电源。

4. 记录原始数据,整理打扫实训台。

五、注意事项

1. 取比色皿时,手指拿毛玻璃面的两侧。装样品溶液的体积以吸收池体积的 4/5 为度,透光面要用擦镜纸由上而下擦拭干净。

2. 比色皿放入样品室时应注意每次放入面应相同。

3. 使用后的比色皿应用溶剂及水冲洗干净,晾干,防尘保存。

实训原始记录

_____年____月____日   室温：_____℃   相对湿度：_____%

1. 仪器与测定条件。

紫外-可见分光光度计型号：_____；检测波长：_____。

2. 样品测定

取样量		
样品吸光度值		
吸光度平均值		

3.《中国药典》(2020 年版)规定：吸光度不得过 0.07。

4. 结果：_____规定。

任务四　含量测定

一、实训目的

1. 掌握碘滴定液的配制与标定方法。
2. 掌握直接碘量法测定维生素C的原理、方法及计算。
3. 熟悉容量法测定药物含量的一般方法。

二、实训原理

用碘滴定液可以直接测定维生素C等一些还原性的物质。维生素C分子中含有还原性的二烯醇基,能被I_2定量氧化成二酮基。通过消耗滴定液的体积及其浓度即可计算出试样中维生素C的含量。

三、实训器材

_____

_____

_____

四、实训步骤

1. 0.05 mol/L 碘滴定液的配制与标定

(1) 配制:称取碘 13.0 g,加碘化钾 36 g 与水 50 ml 溶解后,加盐酸 3 滴与水适量使成 1 000 ml,摇匀,用垂熔玻璃滤器滤过。

(2) 标定:精密量取本液 25 ml,置碘瓶中,加水 100 ml 与盐酸溶液(9→100)1 ml,轻摇混匀,用硫代硫酸钠滴定液(0.1 mol/L)滴定至近终点时,加淀粉指示液 2 ml,继续滴定至蓝色消失。根据硫代硫酸钠滴定液(0.1 mol/L)的消耗量,算出本液的浓度,即得。取两人分别平行标定三次的均值。

2. 供试品溶液的配制

取本品 20 片,精密称定,研细,精密称取适量(约相当于维生素C 0.2 g),置 100 ml 容量瓶中,加新沸过的冷水 100 ml 与稀醋酸 10 ml 的混合液适量,振摇使维生素 C 溶解并稀释至刻度,摇匀,迅速滤过,取续滤液即得。

3. 样品测定

精密量取续滤液 50 ml,加淀粉指示液 1 ml,立即用碘滴定液(0.05 mol/L)滴定至溶液显蓝色并持续 30 秒不褪。每 1 ml 碘滴定液(0.05 mol/L)相当于 8.806 mg 的 $C_6H_8O_6$。

五、注意事项

1. 溶解 I_2 时,应加入过量的 KI 及少量水研磨成糊状,使 I_2 完全生成 KI_3 后再稀释。否则,加水后碘不再溶解。

2. 称样前将片剂研成粉末,称样后应立即溶解测定,以免维生素 C 被空气中的氧氧化而损失。

3. 必须用新煮沸过并冷却的蒸馏水溶解样品,目的是为了减少蒸馏水中溶解的氧。

4. 由于维生素 C 的强还原性而易被空气中的氧氧化,特别是在碱性溶液中更易被氧化,所以在测定中须加入稀醋酸,使溶液保持足够的酸度,以减少维生素 C 被氧化。

实训原始记录

_____年____月____日　　室温:_____℃　　相对湿度:_____%

1. 碘滴定液的制备及标定

碘滴定液的浓度 $C(\text{mol/L})$ 按下式计算:

$$C_{\text{碘滴定液}} = \frac{V \times C_{\text{硫代硫酸钠}}}{2 \times 25}$$

式中:C——硫代硫酸钠滴定液(0.1 mol/L)的浓度;

　　　V——本滴定液的消耗量(ml);

　　　25——量取的碘液的体积(ml)。

样品编号	1	2	3
硫代硫酸钠滴定液浓度			
取样量			
样品滴定前液面读数			
样品滴定后液面读数			
样品消耗体积(V)			
碘滴定液浓度			
碘滴定液平均浓度			

2. 样品测定结果与计算

药品名称:_____;药品规格:_____。

样品批号		
平均片重		
取样量		
样品滴定前液面读数		
样品滴定后液面读数		
样品消耗体积		
维生素 C 片含量		
维生素 C 片平均含量		

3. 计算结果

维生素 C 占标示量百分含量：

$$C_{标} = \frac{V \times T \times F \times \overline{W}}{m \times m_s} \times 100\%$$

$$T = 8.806 \text{ mg/ml}$$

$$F = \frac{滴定液实际浓度}{滴定液规定浓度}$$

4. 《中国药典》（2020 年版）规定：本品含维生素 C（$C_6H_8O_6$）应为标示量的 93.0%～107.0%。

5. 结果：_____规定。

检验报告单

报告书编号：　　　　　　　　　　检品编号：

品　　名		规　　格	
批　　号		包　　装	
生产单位		效　　期	
送检单位		检品数量	
检验目的		收检日期	
检验项目		报告日期	
检验依据			
检验项目	标准规定		检验结果
【性状】 【鉴别】 【检查】 【含量测定】			
结　　论			
检验者		校对者	审核者
日　　期		日　　期	日　　期

任务五　自主设计练习
——卡托普利质量分析

查阅《中国药典》(2020 年版)，自主完成卡托普利质量分析的实训设计。

性状与鉴别

一、实训器材

二、实训步骤

检查

【卡托普利二硫化物】

一、实训器材

二、实训步骤

_____

_____

_____

_____

_____

_____

含量测定

一、实训器材

_____

_____

_____

二、实训步骤

_____

_____

_____

_____

_____

_____

（戴根来）

项目十五　苯甲酸阿格列汀片质量分析

　　苯甲酸阿格列汀是由日本武田制药公司研发生产,2010 年 4 月在日本批准上市,2013 年 1 月在 FDA 批准上市。苯甲酸阿格列汀是一种高选择的丝氨酸蛋白酶二肽基肽酶－4(DPP-4)抑制剂,能维持体内胰高血糖素样肽(GIP)的水平,促进胰岛素的分泌,从而控制血糖。

　　目前苯甲酸阿格列汀制剂于 2013 年 7 月在我国上市,该品种为校企合作单位自行研发,因此苯甲酸阿格列汀片质量分析按照其质量标准(草案)进行。

任务一 预习

苯甲酸阿格列汀片标准(草案)
Benjiasuan Agelieting Pian
Alogliptin Benzoate Tablets

本品含苯甲酸阿格列汀以阿格列汀($C_{18}H_{21}N_5O_2$)计应为标示量的 95.0%～105.0%。

【性状】 本品为淡红色薄膜衣片,除去包衣后显白色。

【鉴别】

(1) 取本品 1 片,置 25 ml(6.25 mg 规格)、50 ml(12.5 mg 规格)或 100 ml(25 mg 规格)量瓶中,加稀释剂[水-三氟乙酸(2 000∶1)]约 15 ml,振摇 10 分钟,加上述稀释剂稀释至刻度,摇匀。量取 1 ml,置 25 ml 量瓶中,加上述稀释剂稀释至刻度,摇匀,过滤,弃去初滤液 5 ml,取续滤液作为供试品溶液。照紫外-可见分光光度法测定(通则 0401),在 200～400 nm 波长范围记录紫外光谱图,在 278 nm 的波长处有最大吸收,在 252 nm 的波长处有最小吸收。

(2) 含量测定项下的色谱图中,供试品溶液主峰的保留时间与对照品溶液主峰的保留时间一致。

【检查】

有关物质 照高效液相色谱法(通则 0512)实验。

色谱条件 用氰基硅烷键合硅胶为填充剂(250 mm×4.6 mm,5 μm),以水-乙腈-三氟乙酸(1 900∶100∶1)为流动相 A,以乙腈-水-三氟乙酸(1 900∶100∶1)为流动相 B,进行梯度洗脱,如表 15-1 所示。柱温 35 ℃,流速为 1.0 ml/min,检测波长为 278 nm。

表 15-1 梯度洗脱

时间/分钟	流动相 A/%	流动相 B/%
0	99	1
5	99	1
30	80	20

时间/分钟	流动相 A/%	流动相 B/%
50	10	90
51	99	1
60	99	1

测定法　取本品 10 片,置 200 ml 量瓶中,加溶剂约 150 ml,超声使完全溶解,再稀释至刻度,摇匀,离心。精密量取上清液 10 ml(12.5 mg 规格)或 5 ml(25 mg 规格)置 20 ml 量瓶中,加上述稀释剂稀释至刻度,摇匀,滤过,弃去初滤液 5 ml,取续滤液作为供试品溶液;6.25 mg 规格直接取上清液滤过,弃去初滤液 5 ml,取续滤液作为供试品溶液。精密移取供试品溶液 1 ml 于 100 ml 量瓶中,加溶剂稀释至刻度,摇匀。精密量取上述溶液 1 ml 于 10 ml 量瓶中,加溶剂稀释至刻度,摇匀,作为对照品溶液。精密量取供试品溶液与对照品溶液各 20 μl,分别注入液相色谱仪,记录色谱图,已知杂质 A(相对保留时间 0.476)、C(相对保留时间 0.719)、D(相对保留时间 1.347)的主峰面积不得大于对照品溶液主峰面积的 2 倍(0.2%)。其他最大杂质峰面积不得大于对照品溶液主峰面积的 2 倍(0.2%),各杂质峰面积之和不得大于对照品溶液主峰面积的 10 倍(1%)。

含量均匀度　取本品 1 片置 50 ml 量瓶中,加溶剂[水-三氟乙酸(200∶1)] 15 ml,振摇 30 分钟,加上述溶剂稀释至刻度,摇匀,离心。精密量取上清液 20 ml(6.25 mg 规格)或 8 ml(12.5 mg 规格)或 4 ml(25 mg 规格)至 20 ml 量瓶中,加稀释剂[水-三氟乙酸(2 000∶1)]稀释至刻度,摇匀,滤过,弃去初滤液 5 ml,取续滤液作为供试品溶液。照含量测定项下的方法测定每片的含量,应符合规定(通则 0941)。

溶出度　取本品,采用溶出度测定法(通则 0931 第二法)装置,以 0.01 mol/L 盐酸溶液 900 ml 为溶出介质,转速为每分钟 50 转,依法操作,经 15 分钟时,取溶液 10 ml 滤过,弃去初滤液 5 ml,取续滤液作为供试品溶液。另取苯甲酸阿格列汀对照品约 41 mg,精密称定,置 100 ml 量瓶中,加溶出介质溶解并稀释至刻度,摇匀。精密量取 1 ml,置 50 ml 量瓶中,加溶出介质稀释至刻度,摇匀(用于 6.25 mg 规格);或精密量取 5 ml,置 100 ml 或 50 ml 量瓶中,加溶出介质稀释至刻度,摇匀(用于 12.5 mg 规格或 25 mg 规格),作为对照品溶液。照含量测定项下的色谱条件,精密量取供试品溶液和对照品溶液各 10 μl,分别注入液相色谱仪,记录色谱图,按外标法以峰面积计算每片的溶出量(计算结果乘以 0.735 4,为阿格列汀与苯甲酸阿格列汀分子量之比),限度为标示量的 80%,应符合规定。

【含量测定】照高效液相色谱法(通则 0512)测定。

色谱条件与系统适用性试验　用氰基硅烷键合硅胶为填充剂(4.6 mm×250 mm,5 μm);以水-乙腈-三氟乙酸(1 500∶500∶2)为流动相,检测波长为 278 nm,流速为

1.0 ml/min,柱温为35 ℃。阿格列汀峰与对甲氧基苯乙酮峰的分离度应大于5.0。理论板数按阿格列汀峰计算应不低于6 000,阿格列汀峰的对称因子应小于2.0。

测定法 取本品(6.25 mg规格)10片,置于500 ml量瓶中,加溶剂200 ml,超声,使完全溶解,再加溶剂稀释至刻度,摇匀,滤过,弃去初滤液,取续滤液作为供试品溶液;另取本品10片置250 ml量瓶中,加溶剂150 ml,超声,使完全溶解,再加溶剂稀释至刻度,摇匀,滤过,弃去初滤液,取续滤液4 ml(12.5 mg规格)或2 ml(25 mg规格),置20 ml量瓶中,加溶剂稀释至刻度,摇匀,即得供试品溶液。另取苯甲酸阿格列汀对照约68 mg,精密称定,置100 ml量瓶中,加上述稀释剂溶解并稀释至刻度,摇匀,作为对照品储备液。精密量取10 ml,置50 ml量瓶中,加上述稀释剂稀释至刻度,摇匀,作为对照品溶液。取对甲氧基苯乙酮约10 mg,置25 ml量瓶中,加乙腈溶解并稀释至刻度,摇匀,量取5 ml及对照品储备液10 ml置同一50 ml量瓶中,加上述稀释剂稀释至刻度,摇匀,作为分离度试验溶液。精密量取供试品溶液和对照品溶液各10 μl,分别注入液相色谱仪,记录色谱图,按外标法以峰面积计算(计算结果乘以0.735 4,为阿格列汀与苯甲酸阿格列汀分子量之比),即得。

【类别】降血糖药。

【规格】(1) 6.25 mg;(2) 12.5 mg;(3) 25 mg(以$C_{18}H_{21}N_5O_2$计)。

【贮藏】密封,不超过25 ℃保存。

【有效期】暂定为2年。

预习报告

问题：

1. 鉴别项为药物的特征鉴别，一般除了紫外、液相还有哪些鉴别方法？

_____

_____

_____

2. 有关物质一般会包括哪些？

_____

_____

_____

3. 根据质量标准（草案），将本项目各实训任务中的实训器材补充完整，在此处列出主要实训器材，实训课中查缺补漏。

_____

_____

_____

_____

任务二 性状与鉴别

一、实训目的

1. 熟悉苯甲酸阿格列汀片性状与鉴别的常用检查方法。

2. 掌握原始记录的规范书写。

二、实训原理

苯甲酸阿格列汀在 277 nm 的波长处有最大吸收,在 252 nm 的波长处有最小吸收,可采用紫外-分光光度法、高效液相色谱法进行鉴别,判断药物的真伪。

三、实训器材

_____

_____

_____

_____

四、实训步骤

1. 性状 取苯甲酸阿格列汀片 1 片,先观察外面包衣,用小刀刮去包衣,观察内部片剂颜色,记录结果。

2. 鉴别 取本品 1 片,置 25 ml(6.25 mg 规格)、50 ml(12.5 mg 规格)或 100 ml(25 mg 规格)量瓶中,加稀释剂[水-三氟乙酸(2 000:1)]约 15 ml,振摇 10 分钟,加上述稀释剂稀释至刻度,摇匀。量取 1 ml,置 25 ml 量瓶中,加上述稀释剂稀释至刻度,摇匀,过滤,弃去初滤液 5 ml,取续滤液作为供试品溶液。照紫外-可见分光光度法(通则 0401)测定,在 200~400 nm 波长范围记录紫外光谱图。

五、注意事项

1. 观察包衣片性状时,应先观察外部颜色,再刮去包衣层观察内部颜色。

2. 紫外-分光光度法鉴别时应按规定方法稀释至最佳检测范围,注意样品规格不同,稀释体积不同。

实训原始记录

_____年____月____日　室温：_____℃　相对湿度：_____％

药品名称：_____；药品规格：_____。

【性状】

1. 本品为_____。

2. 质量标准(草案)规定：本品为淡红色薄膜衣片，除去包衣后显白色。

3. 结果：_____规定。

【鉴别】

取样量：_____ml；定容体积：_____ml；

测得最大吸收波长为_____nm；最小吸收波长为_____nm。

质量标准(草案)规定：在277 nm波长处有最大吸收，在252 nm波长处有最小吸收。

结果：_____规定。

任务三　检查

（有关物质）

一、实训目的

1. 掌握高效液相色谱法检查药物中特殊杂质的方法。

2. 熟悉高效液相色谱仪的使用方法。

3. 了解高效液相色谱法分离有机化合物的基本原理及操作条件。

二、实训原理

苯甲酸阿格列汀片的杂质是在生产和贮存过程中引入的杂质,由于色谱分析法具有高分离效能,可以利用药物与杂质的色谱性质的差异,对其进行有效分离和检测。本品采用高效液相色谱法检测。

三、实训器材

_____

_____

_____

_____

四、实训步骤

1. 配制流动相

按照质量标准(草案)要求配制流动相:以水-乙腈-三氟乙酸(1 900∶100∶1)为流动相A,以乙腈-水-三氟乙酸(1 900∶100∶1)为流动相B。

2. 供试品溶液的配制

取本品 10 片,置 200 ml 量瓶中,加溶剂约 150 ml,超声使完全溶解,再稀释至刻度,摇匀,离心。精密量取上清液 10 ml(12.5 mg 规格)或 5 ml(25 mg 规格)置 20 ml 量瓶中,加上述稀释剂稀释至刻度,摇匀,滤过,弃去初滤液 5 ml,取续滤液作为供试品溶液;6.25 mg 规格直接取上清液滤过,弃去初滤液 5 ml,取续滤液作为供试品溶液。

3. 对照品溶液的配制

精密移取供试品溶液 1 ml 于 100 ml 量瓶中,加溶剂稀释至刻度,摇匀,精密量取上述溶液 1 ml 于 10 ml 量瓶中,加溶剂稀释至刻度,摇匀,作为对照品溶液。

4. 色谱条件

(1) 色谱柱:氰基硅烷键合硅胶为填充剂(250 mm×4.6 mm,5 μm);

(2) 流动相:以水-乙腈-三氟乙酸(1 900∶100∶1)为流动相 A,以乙腈-水-三氟乙酸(1 900∶100∶1)为流动相 B,进行梯度洗脱,如下表所示:

时间/分钟	流动相 A/%	流动相 B/%
0	99	1
5	99	1
30	80	20
50	10	90
51	99	1
60	99	1

检测波长:278 nm;柱温:35 ℃;

流速:1.0 ml/min;

进样体积:20 μl。

5. 样品的测定

(1) 系统适用性要求:阿格列汀峰与对甲氧基苯乙酮峰的分离度应大于 5.0。理论板数按阿格列汀峰计算应不低于 6 000,阿格列汀峰的对称因子应小于 2.0。

(2) 样品的测定:精密量取供试品溶液与对照品溶液,分别注入液相色谱仪,记录色谱图。

(3) 限度:杂质 A(相对保留时间 0.476)、C(相对保留时间 0.719)、D(相对保留时间 1.347)的主峰面积不得大于对照品溶液主峰面积的 2 倍(0.2%);其他最大杂质峰面积不得大于对照品溶液主峰面积的 2 倍(0.2%);各杂质峰面积之和不得大于对照品溶液主峰面积的 10 倍(1%)。

6. 实训结束

按操作流程冲洗色谱柱,关闭仪器,记录原始数据,整理打扫实训台。

五、注意事项

1. 不同的色谱仪器在操作指令上会有所不同，以仪器的操作规程为准。
2. 气泡对于测定结果影响较大，应充分排除系统、流动相及样品溶液中的气泡。
3. 实训结束后，要充分冲洗色谱仪的管道和色谱柱。

实训原始记录

_____年____月____日　室温：_____℃　相对湿度：_____%

1. 仪器与测定条件

色谱柱：_____；柱温：_____℃；检测器：_____；

测定波长：_____；流动相：_____；流速：_____ml/min。

2. 结果与计算（原始数据及图谱见附_____页）

（1）系统适用性试验

理论板数：_____；分离度：_____。

（2）数据记录

样品编号	
供试品溶液浓度	
对照品溶液浓度	
供试品溶液杂质峰面积	
供试品溶液杂质峰面积总和	
对照品溶液的主峰面积	

3. 质量标准（草案）规定：杂质 A（相对保留时间 0.476）、C（相对保留时间 0.719）、D（相对保留时间 1.347）的主峰面积不得大于对照品溶液主峰面积的 2 倍（0.2%）；其他最大杂质峰面积不得大于对照品溶液主峰面积的 2 倍（0.2%）；各杂质峰面积之和不得大于对照品溶液主峰面积的 10 倍（1%）。

结果：_____规定。

任务四　含量测定

一、实训目的

1. 掌握外标法测定药物含量的方法。

2. 熟悉高效液相色谱仪的使用方法。

3. 了解高效液相色谱法分离有机化合物的基本原理及操作条件。

二、实训原理

高效液相色谱法可以有效分离阿格列汀和其他成分,含量可以用外标法进行定量测定。

三、实训器材

_____

_____

_____

四、实训步骤

1. 处理流动相、仪器的准备工作、色谱工作站参数设定。

2. 对照品溶液的配制

取苯甲酸阿格列汀对照品约 68 mg,精密称定,置 100 ml 量瓶中,加有关物质项下稀释剂溶解并稀释至刻度,摇匀,作为对照品储备液。精密量取 10 ml,置 50 ml 量瓶中,加上述稀释剂稀释至刻度,摇匀,作为对照品溶液。

3. 供试品溶液的配制

取本品(6.25 mg 规格)10 片,置于 500 ml 量瓶中,加溶剂 200 ml,超声使完全溶解,再加溶剂稀释至刻度,摇匀,滤过,弃去初滤液,取续滤液作为供试品溶液;另取本品 10 片置250 ml 量瓶中,加溶剂 150 ml,超声,使完全溶解,再加溶剂稀释至刻度,摇匀,滤过,弃去初滤液,取续滤液 4 ml(12.5 mg 规格)或 2 ml(25 mg 规格),置 20 ml 量瓶中,加溶剂稀释至刻度,摇匀,即得供试品溶液。

4. 色谱条件

色谱条件与系统适用性试验:用氰基硅烷键合硅胶为填充剂(4.6 mm×250 mm,5 μm);以水-乙腈-三氟乙酸(1 500∶500∶2)为流动相,检测波长为 278 nm,流速为 1.0 ml/min,柱温为 35 ℃。梯度洗脱条件同有关物质项下。

5. 样品的测定

(1) 系统适用性要求:阿格列汀峰与对甲氧基苯乙酮峰的分离度应大于 5.0。理论板数按阿格列汀峰计算应不低于 6 000,阿格列汀峰的对称因子应小于 2.0。

(2) 样品的测定:取对甲氧基苯乙酮约 10 mg,置 25 ml 量瓶中,加乙腈溶解并稀释至刻度,摇匀,量取 5 ml 及对照品储备液 10 ml 置同一 50 ml 量瓶中,加上述稀释剂稀释至刻度,摇匀,作为分离度试验溶液。精密量取供试品溶液和对照品溶液各 10 μl,分别注入液相色谱仪,记录色谱图,按外标法以峰面积计算(计算结果乘以 0.735 4,为阿格列汀与苯甲酸阿格列汀分子量之比),即得。

五、注意事项

1. 不同的色谱仪器在操作指令上会有所不同,以仪器的操作规程为准。

2. 实训所用到流动相必须用孔径为 0.45 μm 的微孔滤膜进行过滤,样品和对照品溶液进样前同样需要过滤。

3. 实训结束后,要充分冲洗色谱仪的管道和色谱柱。

实训原始记录

_____年____月____日　室温：_____℃　相对湿度：_____%

1. 仪器与测定条件

色谱柱：_____;柱温：_____℃;检测器：_____;

测定波长：_____;流动相：_____;流速：_____ml/min。

2. 结果与计算(原始数据及图谱见附_____页)

(1) 系统适用性试验

理论板数：_____;分离度：_____。

(2) 外标法

对照品名称					
对照品批号			纯度 S		
对照品来源			干燥条件		
对照品称重 $W_{对}$/mg			稀释过程		
对照品峰面积 $A_{对}$					
平均峰面积 $\overline{A}_{对}$			RSD/%		
样品编号					
样品稀释过程			样品稀释倍数 $f_{样}$		
样品峰面积 $A_{样}$					
含量/%					
平均值/%					

计算公式：

$$含量 = \frac{C_R \times \dfrac{A_X}{A_R} \times D \times 每支容量 \times 0.735\,4}{m \times m_S} \times 100\%$$

3. 质量标准(草案)规定：本品含苯甲酸阿格列汀以阿格列汀($C_{18}H_{21}N_5O_2$)计应为标示量的 95.0%～105.0%。

结果：_____规定。

检验报告单

报告书编号：　　　　　　　　　　检品编号：

品　　名		规　　格	
批　　号		包　　装	
生产单位		效　　期	
送检单位		检品数量	
检验目的		收检日期	
检验项目		报告日期	
检验依据			

检验项目	标准规定	检验结果
【性状】		
【鉴别】		
【检查】		
【含量测定】		
结　　论		

检 验 者		校 对 者		审 核 者	
日　　期		日　　期		日　　期	

任务五 自主设计练习
——格列苯脲片质量分析

查阅《中国药典》(2020 年版),自主完成对格列苯脲片质量分析的实训设计。

性状与鉴别

一、实训器材

_____

_____

二、实训步骤

_____

_____

_____

_____

检查

【有关物质】

一、实训器材

_____

_____

二、实训步骤

_____

_____

_____

【含量均匀度】

一、实训器材

_____

_____

二、实训步骤

_____

_____

_____

_____

含量测定

一、实训器材

_____

_____

_____

二、实训步骤

_____

_____

_____

_____

_____

（朱礼根）

项目十六　肌苷注射液的质量分析

肌苷(Inosine)，也称为次黄苷、次黄嘌呤核苷等，是由次黄嘌呤与核糖结合而成的核苷类化合物。肌苷注射液主要用于白细胞和血小板减少症、各种急慢性肝脏疾病以及肺源性心脏病等。药品检验人员在进行药品质量检验时，应有高度的责任心，严格按照药品质量标准进行检验。不得随意更改实验数据，确保检验结果的真实性，为人民的生命安全保驾护航。

任务一　预习

《中国药典》(2020 年版)

肌苷注射液

Jigan Zhusheye

Inosine Injection

本品为肌苷的灭菌水溶液,含肌苷($C_{10}H_{12}N_4O_5$)应为标示量的 90.0%～110.0%。

【性状】本品为无色或几乎无色的澄明液体。

【鉴别】取本品,照肌苷项下的鉴别(1)、(2)项试验,显相同的结果。

【检查】

pH　应为 8.5～9.5(通则 0631)。

有关物质　照高效液相色谱法(通则 0512)测定。

供试品溶液　取本品适量,用水稀释制成每 1 ml 中约含肌苷 0.5 mg 的溶液。

对照品溶液　精密量取供试品溶液 1 ml,置 50 ml 量瓶中,用水稀释至刻度,摇匀。

系统适用性溶液、色谱条件、系统适用性要求与测定法　见肌苷有关物质项下。

限度　供试品溶液色谱图中如有杂质峰,各杂质峰面积的和不得大于对照溶液主峰面积的 2 倍(2.0%)。

异常毒性　取本品,用氯化钠注射液稀释制成每 1 ml 中含肌苷 10 mg 的溶液,依法检查(通则 1141),应符合规定。

细菌内毒素　取本品,依法检查(通则 1143),每 1 mg 肌苷中含内毒素的量应小于 0.25 EU。

其他　应符合注射剂项下有关的各项规定(通则 0102)。

【含量测定】照高效液相色谱法(通则 0512)测定。

供试品溶液　精密量取本品适量,用水定量稀释制成每 1 ml 约含肌苷 20 μg 的溶液。

对照品溶液、系统适用性溶液、色谱条件、系统适用性要求与测定法　见肌苷含量测定项下。

【类别】同肌苷。

【规格】(1) 2 ml：50 mg；(2) 2 ml：100 mg；(3) 5 ml：100 mg；(4) 5 ml：200 mg；(5) 10 ml：500 mg。

【贮藏】遮光,密闭保存。

预习报告

问题：

1. 除以上标准中的检查项目，肌苷注射液还有哪些常规检查项目？

2. 肌苷注射液鉴别项下"照肌苷项下的鉴别（1）、（2）项试验"，请同学们自己查阅药典找到相应的标准，写在下面的横线上。

3. "含量测定"项下，请同学们自己查阅《中国药典》，将"对照品溶液、系统适用性溶液、色谱条件、系统适用性要求与测定法"具体内容写在下面的横线上。

4. 根据《中国药典》（2020年版），将本项目各实训任务中的实训器材补充完整，在此处列出主要实训器材，实训课中查缺补漏。

任务二　性状与鉴别

一、实训目的

1. 熟悉性状与鉴别的常用检查方法。

2. 掌握原始记录的规范书写。

二、实训原理

利用药物的分子结构,采用化学、物理化学或生物学方法判断药物的真伪。

三、实训器材

_____

_____

_____

四、实训步骤

1. 性状　取本品适量,观察并记录结果。

2. 鉴别　取本品的 0.01% 溶液适量,加等体积的 3,5-二羟基甲苯溶液(取 3,5-二羟基甲苯与三氯化铁各 0.1 g,加盐酸使成 100 ml),混匀,在水浴中加热约 10 分钟,即显绿色。

五、注意事项

1. 加 3,5-二羟基甲苯溶液后应摇匀。

2. 煮沸过程中,注意不要被烫伤,拿出时记得戴手套。

实训原始记录

_____年____月____日　　室温:_____℃　　相对湿度:_____%

药品名称:_____;药品规格:_____。

【性状】

1. 本品为_____。

2.《中国药典》(2020 年版)规定:本品为无色或几乎无色的澄明液体。

3. 结果:_____规定。

【鉴别】

取样量:_____ml;观察结果:_____。

《中国药典》(2020 年版)规定:应显绿色。

结果:_____规定。

任务三　检查
（pH）

一、实训目的

1. 掌握用 pH 计（酸度计）测定药品溶液酸碱度的原理与方法。
2. 熟悉 pH 计（酸度计）的使用方法。

二、实训原理

以玻璃电极作指示电极，饱和甘汞电极作参比电极，用电位法测量溶液的 pH，常采用相对方法，即选用 pH 已经确定的标准缓冲溶液进行比较而得到待测溶液的 pH。

三、实训器材

_____

_____

_____

四、实训步骤

1. 仪器的准备

（1）接通电源，打开电源开关，预热 20 分钟；将电极从电极保护液中拔出，用蒸馏水清洗 pH 复合电极，清洗后用滤纸吸干，把电极固定在电极夹上。

（2）将功能选择旋钮置于"mV"位置，仪器显示为"0.00"。

（3）拔掉仪器的短路插头，安装好 pH 复合电极。

（4）用干净的玻璃棒蘸取少量待测液，滴在广泛 pH 试纸上，确定待测液的酸碱性。

2. 仪器的校准

（1）把 pH－mV 开关转到 pH 挡；调节温度调节旋钮至溶液温度（实验室实际温度），调节斜率为 100%。

（2）用少量 pH 为 6.86 的标准缓冲溶液润洗电极三次，然后把复合电极浸入适量 pH 为 6.86 的标准缓冲溶液的烧杯中；调节校正旋钮至显示读数稳定在 6.86。

（3）用蒸馏水清洗电极，再用滤纸吸干，如果待测液为酸性溶液，先用少量 pH 为 4.00 的标准缓冲溶液浸润电极三次，再将电极插入标准缓冲溶液中，调节斜率旋钮至显示读数稳定在 4.00。如果待测液为碱性溶液，先用少量 pH 为 9.18 的标准缓冲溶液浸润电极三次，再将电极插入标准缓冲溶液中，调节斜率旋钮至显示读数稳定在 9.18。反复校正（至少两次），直至显示读数稳定。

3. 供试液 pH 测定

（1）将复合电极清洗、吸干，先用少量待测溶液润洗电极三次，再将电极浸入待测 pH 溶液中，测定并记录读数。

（2）平行测定三次，记录数据。

4. 实训结束

用蒸馏水清洗电极，吸干，放回原处，按要求装好，关闭仪器，拔掉电源插头。清洗试剂杯，擦干净工作台，仪器罩上防尘罩，填写使用记录。

五、注意事项

1. 电极的玻璃球泡易碎，操作时电极不能触及杯底，插入深度以溶液浸没玻璃球泡为宜。

2. 校正后的仪器即可用于测量溶液的 pH，但测量过程中"定位""斜率"调节旋钮应保持固定，若"定位"或"斜率"调节旋钮有变化，应重新校正。

3. 校正后的酸度计在 48 小时内不需再次校准，但是当电极的玻璃泡在空气中暴露 0.5 小时以上、溶液温度有较大改变、测量过酸或过碱的溶液后，仪器需要重新校准。

4. 实验结束应将电极插入电极保护液中，避免电极的玻璃泡在空气中长时间暴露。

实训原始记录

_____年____月____日　　室温：_____℃　　相对湿度：_____%

1. 仪器型号：_____。

2. 取样量：_____ml。

3. 测定 pH：第一次_____；第二次_____；第三次_____。

4.《中国药典》(2020 年版)规定：应为 8.5～9.5。

5. 结果：_____规定。

任务四　检查

（有关物质）

一、实训目的

1. 掌握高效液相色谱法检查药物中特殊杂质的方法。

2. 熟悉高效液相色谱仪的使用方法。

3. 了解高效液相色谱法分离有机化合物的基本原理及操作条件。

二、实训原理

肌苷注射液中的杂质是在生产和贮存过程中引入的杂质，由于色谱分析法具有高分离效能，可以利用药物与杂质的色谱性质的差异，对其进行有效分离和检测。《中国药典》（2020 年版）采用高效液相色谱法检测肌苷注射液中的特殊杂质。

三、实训器材

四、实训步骤

1. 配制流动相

按照《中国药典》（2020 年版）要求配制流动相：甲醇-水（10∶90）。流动相应通过 0.45 μm 的有机滤膜进行过滤（专用溶剂过滤瓶，隔膜真空泵或循环水泵）；流动相中有甲醇等有机溶剂时需用有机滤膜。将过滤后的流动相在超声波清洗器中进行 15～20 分钟的脱气（待用），一般存放期不超过一个星期。

2. 供试品溶液的配制

取本品适量，用水稀释制成每 1 ml 中约含肌苷 0.5 mg 的溶液。

3. 对照品溶液的配制

精密量取供试品溶液 1 ml,置 50 ml 量瓶中,用水稀释至刻度,摇匀。

4. 色谱条件

(1) 色谱柱:十八烷基硅烷键合硅胶色谱柱。

(2) 流动相:甲醇-水(10∶90)。

(3) 检测波长:248 nm。

(4) 流速:1.0 ml/min。

(5) 进样体积:20 μl。

5. 样品的测定

(1) 系统适用性溶液:取肌苷对照品约 10 mg,加 1 mol/L 盐酸溶液 1 ml,80 ℃水浴加热 10 分钟,放冷,加 1 mol/L 氢氧化钠溶液 1 ml,加水至 50 ml。

(2) 系统适用性要求:系统适用性溶液色谱图中,肌苷峰与相邻杂质峰之间的分离度应符合要求;理论板数按肌苷峰计算不低于 2 000。

(3) 样品的测定:精密量取供试品溶液与对照品溶液,分别注入液相色谱仪,记录色谱图至主成分峰保留时间的 2 倍。

(4)限度:供试品溶液色谱图中如有杂质峰,各杂质峰面积的和不得大于对照品溶液主峰面积的 2 倍(2.0%)。

6. 实训结束

按操作流程冲洗色谱柱,关闭仪器,记录原始数据,整理打扫实训台。

五、注意事项

1. 不同的色谱仪器在操作指令上会有所不同,以仪器的操作规程为准。

2. 气泡对于测定结果影响较大,应充分排除系统、流动相及样品溶液中的气泡。

3. 实训结束后,要充分冲洗色谱仪的管道和色谱柱。

实训原始记录

_____年___月___日   室温:_____℃   相对湿度:_____%

1. 仪器与测定条件

色谱柱:_____;柱温:_____℃;检测器:_____;

测定波长:_____;流动相:_____;流速:_____ml/min。

2. 结果与计算(原始数据及图谱见附_____页)

(1)系统适用性试验

理论板数:_____;分离度:_____。

(2)数据记录

样品编号	
供试品溶液浓度	
对照品溶液浓度	
供试品溶液杂质峰面积	
供试品溶液杂质峰面积总和	
对照品溶液的主峰面积	

3.《中国药典》(2020年版)规定:供试品溶液色谱图中如有杂质峰,各杂质峰面积的和不得大于对照品溶液主峰面积的2倍(2.0%)。

结果:_____规定。

任务五　含量测定

一、实训目的

1. 掌握外标法测定药物含量的方法。

2. 熟悉高效液相色谱仪的使用方法。

3. 了解高效液相色谱法分离有机化合物的基本原理及操作条件。

二、实训原理

高效液相色谱法专属性强、灵敏度高、重现性好,《中国药典》(2020 年版)采用高效液相色谱法检测肌苷的含量。

三、实训器材

四、实训步骤

1. 处理流动相、仪器的准备工作、色谱工作站参数设定同"任务三　检查"中的有关物质。

2. 对照品溶液的配制

取肌苷对照品适量,精密称定,加水溶解并定量稀释制成每 1 ml 中约含 20 μg 的溶液,摇匀。

3. 供试品溶液的配制

取本品适量,精密称定,加水溶解并定量稀释制成每 1 ml 中约含 20 μg 的溶液,摇匀。

4. 系统适用性溶液

取肌苷对照品约 10 mg,加 1 mol/L 盐酸溶液 1 ml,80 ℃水浴加热 10 分钟,放冷,加 1 mol/L 氢氧化钠溶液 1 ml,加水至 50 ml。

5. 色谱条件

(1) 色谱柱:十八烷基硅烷键合硅胶色谱柱。

(2) 流动相:甲醇-水(10∶90)。

(3) 检测波长:248 nm。

(4) 进样体积:20 μl。

6. 样品的测定

(1) 系统适用性要求:系统适用性溶液色谱图中,肌苷峰与相邻杂质峰之间的分离度应符合要求;理论板数按肌苷峰计算不低于 2 000。

(2) 测定法:精密量取供试品溶液与对照品溶液,分别注入液相色谱仪,记录色谱图。按外标法以峰面积计算。

7. 实训结束

按操作流程冲洗色谱柱,关闭仪器,记录原始数据,整理打扫实训台。

五、注意事项

1. 不同的色谱仪器在操作指令上会有所不同,以仪器的操作规程为准。

2. 实训所用到的流动相必须用孔径为 0.45 μm 的微孔滤膜进行过滤,样品和对照品溶液进样前同样需要过滤。

3. 实训结束后,要充分冲洗色谱仪的管道和色谱柱。

实训原始记录

_____年___月___日　室温：_____℃　相对湿度：_____%

1. 仪器与测定条件

色谱柱：_____;柱温：_____℃;检测器：_____;

测定波长：_____;流动相：_____;流速：_____ml/min。

2. 结果与计算（原始数据及图谱见附_____页）

（1）系统适用性试验

理论板数：_____;分离度：_____。

（2）外标法

对照品名称					
对照品批号			纯度 S		
对照品来源			干燥条件		
对照品称重 $W_{对}$/mg			稀释过程		
对照品峰面积 $A_{对}$					
平均峰面积 $\overline{A}_{对}$			RSD/%		
样品编号					
样品稀释过程			样品稀释倍数 $f_{样}$		
样品峰面积 $A_{样}$					
含量/%					
平均值/%					

计算公式：
$$含量 = \frac{C_R \times \dfrac{A_X}{A_R} \times D \times 每支容量}{m \times m_S} \times 100\%$$

3. 《中国药典》（2020 年版）规定：本品含肌苷（$C_{10}H_{12}N_4O_5$）应为标示量的 90.0%～110.0%。

结果：_____规定。

检验报告单

报告书编号：　　　　　　　　　　检品编号：

品　　名		规　　格	
批　　号		包　　装	
生产单位		效　　期	
送检单位		检品数量	
检验目的		收检日期	
检验项目		报告日期	
检验依据			

检验项目	标准规定	检验结果
【性状】		
【鉴别】		
【检查】		
【含量测定】		
结　　论		

检验者		校对者		审核者	
日　　期		日　　期		日　　期	

任务六　自主设计练习
——盐酸可乐定注射液质量分析

查阅《中国药典》(2020年版)，自主完成对盐酸可乐定注射液质量分析的实训设计。

性状与鉴别

一、实训器材

_____

_____

二、实训步骤

_____

_____

_____

_____

检查

【pH】

一、实训器材

_____

_____

二、实训步骤

_____

_____

_____

【其他】

一、实训器材

_____

_____

二、实训步骤

_____

_____

_____

_____

含量测定

一、实训器材

_____

_____

_____

二、实训步骤

_____

_____

_____

_____

_____

（周月乔）